薬を使わない薬剤師の

「やめる」健康法

宇多川久美子

JN179356

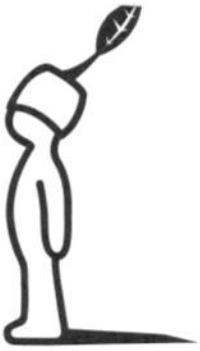

光文社新書

目次

はじめに

あなたは、健康のために何かをしていますか？

こう尋ねると、たいていの人はちょっと考えて、何かをしていると答えます。

走ったり、自転車に乗ったりしているという人もいますし、食べ物に気をつけているとか、サプリメントを飲んでいるという人もいます。それから、毎年健康診断を受けているとか、人間ドックに入っていると答える人もいます。血圧に気をつけている、コレステロール値に気をつけている、という人もいます。

あなたはどうでしょうか？

もしもあなたが、何となく健康に不安を抱いていたり、健康のために何かを始めたいと思っているなら、私は**何かを「する」のではなく、「やめる」ことをお勧めします。**

私たちは、「健康でいたい」「健康になりたい」と願うとき、そのために何かを「する」、つまり自分の身体や生活に何かを「加える」ことをしてしまいがちです。でも、それは本当に身体にいいことなのでしょうか？

たとえば、私たちは具合が悪くなると、健康な状態を取り戻そうとして薬を使用します。病気というほどではなくても、頭痛薬を飲んだり、胃腸薬を飲んだり、湿布薬を貼ったりします。病気にかかる前に、ワクチンを打ったり、サプリメントを飲んだり、人間ドックに入ったりもします。

誰もが当たり前にしていることですが、実は、このようなことは健康のために役立つというよりは、むしろ逆。本文で詳しく述べますが、**私たちの身体にもともと備わっている、自分で自分を守り治す力を弱めてしまう**のです。

健康のために薬を飲んで、認知症になることもある

一つ例を挙げましょう。あなたが、メタボ健診を受けたところ、血圧が高くて赤信号（受診勧奨判定値）だったとします。現状ではどこといって具合が悪いわけではないものの、赤信号と言われれば不安になります。そこで、「医師の診断を受けるように」という指示に従って病院に行くと、やはり高血圧という診断でした。

このとき、医師に「血圧が高いですね。下げる薬を出しましょう」と言われたら、あなたはどう思いますか？　おそらく、「ああ、やっぱり」と思うでしょう。そして、「血圧が高いのは悪いことだから、健康のためには血圧を下げないといけない」と思って、処方された降圧剤をせっせと飲むのではないでしょうか。

ところが、降圧剤を飲んでも高血圧は治りません。もちろん、数値は下がります。けれども、それは降圧剤によって症状を抑えているからで、薬をやめれば血圧は元に戻ってしまいます。本当の意味で高血圧を治すには、生活習慣を改めて、自分の力で自分の身体を、降圧剤を飲まなくてもよい状態にしなければならないのです。

また、降圧剤を飲んで血圧を下げることによって、かえって体調が悪くなったり、認知症を発症したりしてしまうこともあります。というのも、年を取ると血圧が高くなるのは、自分の身体を守るために備わった自然な機能によるもので、無理に血圧を下げるとその機能が損なわれてしまうからです。

私たちの身体には、体内の環境を一定に保つための「**恒常性維持機能**」が備わっています。

年齢とともに血圧が高くなるのは、この恒常性維持機能が働くからで、**硬くなって血液が流れにくくなった血管に高い圧力をかけて血液を流し、身体の隅々にまで酸素や栄養を届けるためなのです。**

ところが、降圧剤で無理に血圧を下げてしまうと、血流が滞って身体の隅々にまで酸素や栄養がいかなくなります。特に頭には、重力に逆らって強い圧力で押し出さなければ、血液が届きません。そのため、基準値より高いからというだけで血圧を下げてしまうと、末梢血管に血液がいかなくなって体調が悪くなったり、脳に血液がいかなくなって認知症を発症したりすることがあるのです。

もちろん、**それまで低かったのに急に血圧が高くなったとか、ものすごく血圧が高いといった状態の人に、降圧剤を使うなというのではありません。**具合が悪いわけでもないのに、基準値よりも高いからというだけで降圧剤を飲むのは、かえって自分に備わった力を削ぎ、健康を損なってしまう可能性があるということです。

なぜ、「やめる」という逆転の発想に至ったのか

本当の意味で健康になるには、このような「何となくいいと思ってしていること」をやめて、自分で自分を守り治す力を取り戻し、高めることが大事です。言い換えれば、**何かを「する」という足し算の発想から、何かを「やめる」という引き算の発想に転換することが大事なのです。**

私は今、「**薬を使わない薬剤師**」として活動していますが、薬を使うのが仕事の薬剤師が、「薬を使うのをやめる」と決めたのは、今から10年ほど前のことでした。

私は薬科大学を卒業したあと、大学に残って5年間研究を続け、28歳のときに薬剤師として病院の薬局に入りました。「人の健康を守りたい」「人の役に立ちたい」との思いから薬剤師になった私は、患者さんから「あの薬、よく効いたよ」とか「おかげで助かったわ」などと言われるととても嬉しく、薬局での仕事にやりがいを感じていました。

ところがその一方で、いくら薬を飲んでも治らない患者さんがいることに、ジレンマを感じてもいました。

薬が人を治すものならば、たとえば高血圧なら、一定の期間降圧剤を飲めば血圧は下がり、その人は薬局に来なくなるはずです。ところが、患者さんはいつまで経っても降圧剤を処方されて薬局に来ます。薬を出す私自身も、「血圧の薬とは一生のおつきあいですからね」などと言っている。とてもおかしなことですよね。

実は、降圧剤をはじめ、**多くの薬は症状を抑えるだけで病気を治すことはできないと、薬剤師である私にはわかっていた**のです。降圧剤で高血圧は治らない。同様に、カゼ薬でカゼは治らないし、傷薬で傷は治らない。それどころか、薬で症状を抑えることによって、かえって病気を悪化させてしまうことさえある。カゼや傷が治るのは「**自然治癒力**」という自分自身の力があるからであって、薬のおかげではないと知りながら、薬を渡している自分がそこにはいました。

やがて私は、そんな自分がどうしても許せなくなりました。そして、薬剤師として20年間着続けた白衣を、脱ぐ決心をしたのです。薬を使うことによってではなく、使わないことによって人の健康を守りたい。これからは「薬を使わない薬剤師」になるという、逆転の発想です。

もちろん、**薬はすべて役に立たない、などと言うつもりはありません。急に倒れたり事故**

に遭ったりしたとき、薬なくして回復は望めないでしょう。緊急事態に薬は必要不可欠です。
けれども、緊急事態でない場合には、また別の考え方があるはずです。

思い込みを捨てて、身体の声に耳を傾ける

白衣を脱いだ私は、一念発起してアメリカの大学に留学し、栄養学や食事療法を学び直して、帰国後に栄養学の博士号を取りました。さらに、デューク更家氏の弟子になって、ウォーキングも学びました。いずれも薬を使わずに人の健康を守るためですが、思わぬおまけがついてきました。**私自身が、飲み続けていた薬をすべてやめられた**のです。

患者さんに薬を出し続けることに疑問を抱きながら、私自身は〝健康に見える状態〟を保つために、薬を飲み続けていたのです。

頸椎にずれがあるため、子どもの頃からひどい頭痛と肩凝りに悩まされていた私は、鎮痛剤の常用者でした。みなさんも経験があると思いますが、薬は飲み続けるとしだいに効かなくなります。私も例外ではなく、鎮痛剤の量はしだいに増え、筋弛緩剤まで飲むようになりました。さらに、痛みの元にある炎症を抑えようと消炎剤を飲み、血行をよくするためにビ

タミンB類を飲み、薬の飲み過ぎでできた胃潰瘍を治すために、胃酸の分泌を抑える薬を飲む。その数は最高で1日17錠に達しました。

何か症状が出るたびに、私は薬を加えて、加えて、加えていったのです。「頸椎のずれは自分ではどうしようもないことだから、仕方がない」と思いながら。ところが、薬はどうしても必要なものだという思い込みを捨てて、身体の声に耳を傾けるようになったことで、「薬がなくても大丈夫」「薬はいらない」ことに気づいたのです。

現在の私はまったく薬を飲んでいませんが、頭痛も肩凝りも胃潰瘍もありません。それどころか、**40歳のときに59歳だった血管年齢が、56歳の今は26歳です。**「やめる」ことで、血管さえも若返ったのです。何か症状が出るたびに薬を加える生活を続けていたら、今頃は血管年齢が１００歳を超えていたかもしれません。

健康のために何かをする、何かを加えることは、必ずしも健康をもたらしてはくれない。よかれと思ってしたことが、よくないこともある。薬をはじめ、健康のためにいいとされていること、何となくいいと思ってやっていることにも、デメリットがある。そんな事実を踏まえて、本書では**何かを「やめる」という引き算の発想で、自分自身に本来備わった自然治**

癒力を高める健康法をお伝えします。

すべてを一斉にやめる必要はありません。たとえ一つでもやめてみると、これまでとは違った感覚が得られると思います。その感覚が自分にとって心地よいものだったら、続けてみてください。そして、また別のことをやめてみてください。そんなことを重ねるうちに、私たち現代人が失ってしまった動物としての能力、不調に気づく力や自分で自分を守り治す力を、取り戻すことができるはずです。

第1章　薬編

日本では薬が簡単に手に入ります。ドラッグストアがあちこちにありますし、インターネット通販でも薬が買えるようになりました。国民皆保険ですから、病院に行って薬をもらっても1〜3割負担で済みます。

そのため多くの人は、さほど重症でなくても、緊急事態でなくても、具合が悪くなると薬を飲む習慣が身についています。ところが、健康のためにと思って薬を飲むことで、かえって健康を損なってしまうことがあるのです。

まずは、「**薬をやめる**」ことから考えてみましょう。

1　カゼ薬をやめる

カゼ薬に入っているのは咳治しではなく咳止め

あなたは、「カゼを治す薬はない」とか、「カゼを治す薬を発明したらノーベル賞ものだ」という言葉を聞いたことがあるでしょうか?　おそらく、多くの人は聞いたことがあるのではないかと思います。でも、カゼをひいたら病院に行って薬をもらったり、市販薬を買ったりしますよね。テレビや新聞にも盛んにカゼ薬の宣伝が出て、「カゼをひいたら早めの〇〇」とか「カゼかな、と思ったら〇〇」などとうたっています。いったいどっちが本当なのでしょうか？

正解は、**「カゼを治す薬はない」**です。カゼのほとんどはウイルス感染によるものですが、カゼのウイルスを退治する薬はありません（そもそも、放っておけば数日で治るカゼのための薬を開発するインセンティブが、医薬品メーカーにないとも言われています）。

カゼ薬に入っている成分は、あくまでも「咳止め・鼻水止め・熱冷まし」であって、「咳治し・鼻水治し・熱治し」ではありません。したがって、カゼの原因であるウイルスを退治してカゼを治すのは、カゼ薬ではなく、私たち自身に備わった自然治癒力なのです。

ではなぜ、多くの人はカゼをひくとカゼ薬を飲むのでしょうか？

おそらくそれは、長年続けてきた習慣だからだと、私は思います。あなたも子どもの頃、カゼをひいて咳が出たり熱が出たりすると、お母さんに「大変！　お医者さんに行かなくちゃ」とか、「カゼ薬を飲んで寝なさい」と言われ、そして、病院でもらった薬や市販のカゼ薬を飲んで寝ると、次の日には咳が止まったり熱が下がったりして、楽になった経験があるはずです。

そんなことを何度も繰り返すうちに、「カゼをひいたらカゼ薬を飲む」という習慣と、「カゼ薬を飲むと楽になる」という感覚とが、ワンセットで身についてしまったのです。さらに、繰り返しカゼ薬のテレビCMを見るうちに、言葉は悪いのですが〝洗脳〟されてしまった、ということもあるでしょう。「新成分○○配合」とか、「即効！」などと言われると、いかにも効きそうな気がします。

なかには、「市販薬はあまり効かないけれど、病院でもらった薬はよく効く」とか、「病院で抗生物質をもらって飲むとカゼが治る」という人もいます。確かに、医師の診断を受けて出してもらう処方薬は、市販の薬よりも強い成分が入っていたり、同じ成分でも量が多かったりするため、市販薬より作用が強いとは言えます。けれども、**カゼのウイルスを退治できないという意味においては、市販薬と同様です。**

また、カゼをひいて病院に行くと抗生物質を出されることも多いのですが、これは細菌による二次感染を防ぐためです。まれに細菌性のカゼもありますが、普通のカゼはウイルスが原因ですから、細菌を殺す薬である抗生物質では治りません。「抗生物質でカゼが治った」のは、おそらく**プラセボ効果**で、「**よし、これで大丈夫だ！**」**と思ったことで免疫力が上が**

り、自分の力で元気になったのです。

カゼ薬を飲むと、よけいカゼが長引く?!

「でも、カゼ薬を飲めば楽になるのだから、薬は身体をサポートしてくれているのでは？」という人もいると思います。確かに、あまりにも咳がひどくて眠れないとか、鼻が詰まって息ができないといった場合は、カゼ薬を飲んで症状を抑え、体力を温存するのも一つの方法です。ただ、基本的には、**カゼ薬を飲むとよけいカゼが治りにくくなってしまいます。**

そもそも、なぜ咳や鼻水が出たり熱が出たりするかと言えば、それは私たちの身体がウイルスと闘っているからです。**咳や鼻水は、身体がウイルスを排除しようとして起こる免疫反応ですし、熱が出るのは、身体がウイルスと闘うのに有利な態勢を整えた結果です。**

カゼなどのウイルスは低温の方が増殖しやすいのに対し、免疫細胞は体温が高い方が活発に働くという性質があります。そのため、ウイルスが侵入すると、私たちの身体は熱を上げてその増殖を食い止め、免疫細胞を活性化して攻撃力を高めようとするのです。

それなのに、咳や鼻水を止めたり、熱を下げたりしてしまったら、どうでしょう？　ウイルスを身体の外に排出できず、増殖も抑えられず、免疫力も低下してしまいます。その結果、かえってカゼが長引いてしまうのです。

私たちに備わった「自然治癒力」とは？

「**自然治癒力**」と「**免疫力**」という言葉が出てきましたので、ここで簡単に説明しておきましょう。

自然治癒力とは、私たちの身体に生まれつき備わっている、自分で自分の健康を守る力を指します。自然治癒力には、大きく分けて以下の3つの機能があります。

1つ目が、体内の環境をいつも一定に保つための「**恒常性維持機能**」です。たとえば、私たちの身体は暑くても寒くても体温が変わりません。暑ければ皮膚表面の血管を広げて血液を冷やしたり、汗をかいて身体を冷やしたりし、寒ければ汗腺を閉じて汗が出ないようにしたり、筋肉を震わせて熱を発生させたりするからです。同様に私たちの身体は、血圧を一定に保ったり血糖や血中脂質を一定に保ったりして、体内の環境が変わらないようにしているのです。

　2つ目が、傷を修復するための「**自己再生機能**」です。転んで擦りむいたり、包丁で切ってしまったりしても、私たちの身体は自然に血が止まり、傷が癒えて、元通りに血管や皮膚がつながります。これが自己再生機能で、たとえ手術で皮膚や臓器や血管を切っても傷口がふさがるのは、この能力のおかげ。医師が縫うから傷口がふさがるわけではなく、自己再生するから傷が治るのです。

　3つ目が、外から体内に入ってきた異物、すなわち細菌やウイルスなどと闘うための「**自己防衛機能**」です。これは「免疫機能」のことで、異物と闘うための細胞（白血球）を「免疫細胞」と呼び、その能力を「免疫力」と呼びます。

　免疫細胞には、体内に入ってきた異物を食べるマクロファージ、異物の特徴をほかの細胞に知らせる樹状細胞、体内をパトロールして異物を見つけると攻撃するナチュラルキラー（NK）細胞など、さまざまな種類があり、それらが複雑に作用し合っています。

早く治すには食べないとダメ、は間違い

カゼを治すのが自然治癒力である以上、カゼをひいたときにするべきことは、身体が自然

治癒力を充分に発揮できるようにすることです。要するに、エネルギーを消耗しないように、温かくして寝るのがいちばん。**水分補給は必要不可欠ですが、ものを食べる必要はありません。**

よく、病気になると「栄養を補給しないと治らない」といって、食欲がないのに無理に食べる人がいますが、これは逆効果です。食物の消化吸収にはエネルギーが要るため、食べるとそちらにエネルギーが取られてしまい、ウイルスとの闘いに割ける分が減ってしまうのです。

カゼをひくと食欲がなくなるのは、身体が「食べないでほしい」と言っているからですし、だるくなるのは「動かないでほしい」と言っているから。身体の声に耳を傾ければ、どうするのがいちばんいいか、わかります。その証拠に動物は、具合が悪くなると何も食べずにひたすらじっとしていますよね。

薬を飲んで症状を抑え、いつも通りに仕事をして夜遅くまで動き回る。カゼをひいたとき、最もやってはいけないのが、このパターンです。これでは薬が切れるとカゼがぶり返し、再び薬を飲むことになり、もっと体調が悪くなるという悪循環に陥ってしまいます。

市販のカゼ薬を飲んだだけで、死ぬこともある?!

ところで、先ほど「処方薬は市販薬より作用が強い」と述べました。では、市販薬は処方薬より作用が弱いから安全かというと、実はそうではありません。**市販のカゼ薬でも、非常に重い副作用が出ることがあるのです。**

そもそも、薬には主作用（効き目）があれば、必ず副作用もあります。薬の効き方は人によって違いますし、同じ人でも体調によって違いますから、ときには重篤な副作用が出てしまうこともあるのです。こう言うと、

「市販薬でも、すごく大量に飲めば死ぬこともあるとは思うけれど、普通に飲んだだけで死ぬようなことはないでしょ」

と、思う人が多いのではないでしょうか？　ところが、あるのです。２００９～13年の５年間で、メーカーから厚生労働省に報告された市販薬の副作用１２２５例中、死亡例はなんと15例。しかも内訳は、カゼ薬（総合感冒剤）が８例とダントツで、解熱鎮痛消炎剤が３例、鎮咳去《ちんがいきょ》たん剤が２例、漢方製剤が１例と続きます。後遺症が残った症例も15あり、そのうち

9例はカゼ薬です。

カゼ薬による副作用の内容も、劇症肝炎、間質性肺炎、スティーブンス・ジョンソン症候群、中毒性表皮壊死《えし》融解症などと、驚くようなものばかり。

スティーブンス・ジョンソン症候群とは、唇やまぶたなどの粘膜がヤケドのようにただれ、身体全体に赤い斑点が広がるというもの。さらに症状が進むと中毒性表皮壊死融解症となります。これは全身の皮膚の1割以上がヤケドのような状態になり、肝臓や腎臓にも障害が起こって、2～3割の人は死に至るというものです。

ものすごい量のカゼ薬が売れていることを思えば、亡くなる人や重い副作用が出る人の割合はごくわずかです。けれども、それがあなたでないとは限りません。前に飲んだとき大丈夫だったから今日も大丈夫、とも限りません。

それに、これほど重い症状ではないものの、非常に身近な、よく起こる副作用もあります。その一つが熱中症です。

カゼ薬を飲んでゴルフをしたら、熱中症になった！

カゼ薬には、鼻水止めの「抗コリン薬」という成分が含まれています。抗コリン薬には、体内の腺から水分が出ないようにする作用があり、そのために鼻水が止まります。しかし、それと同時に鼻水以外の水分、つまり**汗が出るのも止めてしまうため、暑くても汗をかくことができません**。すると、汗をかいて熱を放出することができず、体内に熱がこもって熱中症になるのです。

カゼ薬と熱中症は、一見、何の関係もないように思えます。ところが、高齢者のなかには予防的にカゼ薬を飲む人もおり、それが原因で家の中にいても熱中症になることがあるのです。

また、ゴルフ場で倒れて運ばれた人のなかにも、カゼ薬を飲んでいる人がいました。

おそらく、「カゼ気味だけれども、今日はゴルフの予定が入っている。せっかくだから行きたいし、薬を飲んでおけば大丈夫だろう」、そんな風に思ってカゼ薬を飲み、炎天下でゴルフをして、汗をかけなくて熱中症になってしまったのでしょう。

ゴルフが大好きで、しかもたまにしか行けないのに、カゼだからといって断るのは悔しいと思います。でも、身体の声に耳を傾ければ、具合が悪いのにゴルフをするのは、とても不自然なことですよね。薬を飲まなければプレーできないのなら、今日はゴルフを休んで、体調がよくなってから行っていいスコアを出す。そう気持ちを切り替えて、自分に優しくなってほしいと思います。

2　タミフルをやめる

世界のタミフルの7～8割を日本人が消費している?!

インフルエンザは危険な感染症だから、必ず薬を飲まなければいけない。○か×か。
この問いに、あなたが日本人ならば「○」、日本人でなければ「×」と答えたと思います。というのも、**「インフルエンザは自然治癒する感染症だ」というのが、世界の常識**だからです。

インフルエンザ治療薬のなかでもよく使われるタミフルは、日本が世界中に存在する量の7～8割も買い占めて備蓄しているそうです。けれども、タミフルが本当に必要不可欠な薬であったとしたら、ほかの国々がこれほどたくさんのタミフルを日本に譲ってくれることはないはずです。奪い合いが起こって、日本に回ってくるのはせいぜい1割もあればいいところでしょう。

タミフルは、発症後48時間以内に服用すれば効果が高いとされていて、２００１年の発売以来、ものすごい勢いで広まりました。しかし、タミフルが処方されるのは、インフルエンザと診断がついてからです。

仕事中に熱が出て、「もしかしたら、インフルエンザかもしれない」と思って病院に行くのが1日目。でも、この時点ではまだウイルスの数が少なくて、調べてもインフルエンザかどうかわかりません。「インフルエンザかもしれないけれど、わからないから明日また来てね」と言われて帰り、翌日、とりあえず解熱剤を飲んで仕事に行き、具合が悪くてフウフウ言いながら帰りに病院へ。「ああ、インフルエンザA型ですね」と診断がついて、タミフルを出されました。

「やれやれ、これでやっと安心だ」と、思いますよね。何しろ、日本が国を挙げて大量にストックしている薬なのですから。ところが、タミフルを飲んでもインフルエンザは治りません。**タミフルの効果とは、ウイルスを撃退することではなく、ウイルスの増殖を抑えること**

なのです。そのためタミフルを飲んでも、発熱の期間を1日程度短くするだけだと言われています。

「発症後48時間以内に飲めば」という条件は、ウイルスが爆発的に増殖する前に飲めばということですが、診断がついた時点ですでに、ウイルスはかなりの数に増殖しています。数が少ないと診断できないのですから、仕方ありません。

でも、診断のために1日待って、わざわざ症状を重くしてからタミフルを飲み、しかもタミフルの効果が1日回復を早めるだけだとしたら……。果たして、飲む意味があるのでしょうか？　それよりは、熱が出て「これはインフルエンザに違いない」と思ったら、さっさと会社を休んで、温かくして寝た方がいいのではないでしょうか。

因果関係は不明だが、さまざまな副作用が

タミフルなどのインフルエンザ治療薬を服用しても、それでインフルエンザが治るわけではありません。**薬はウイルスがそれ以上増えるのを抑えるだけで、インフルエンザを治すのは結局、自分自身の免疫力なのです。**それに、タミフルに耐性のあるウイルスも、すでに出

現しています。

また、タミフルは、飲んだあとで頭痛や吐き気を訴える人が多数出たほか、呼吸困難に陥ったり、幻覚や異常行動が現れたりする人もいて、問題になりました。２００７年には、タミフルを飲んだ中学生の男の子がマンションから飛び降りて亡くなるという事故も起こり、タミフルは精神に影響する可能性のあることが指摘されました。が、異常行動とタミフルに因果関係があるかどうかは、国も製薬会社も「不明」としています。

私の薬局でも、B型インフルエンザと診断され、タミフルを1カプセル飲んだところ、ギラン・バレー症候群を発症してしまった、という女性がいました。ギラン・バレー症候群とは、筋肉を動かす運動神経の障害のために、手足に力が入らなくなる難病で、重症の場合は寝たきりになったり、呼吸ができなくなったりすることもあります。

この女性は、1年に1度ぐらいの頻度で薬局を利用していました。不幸中の幸いで、彼女は1年ほどかかって回復しましたが、それでもいまだに四肢の痺れがあるそうです。

もちろん、タミフルを飲んでも何ともない人の方が多いわけですし、そもそも副作用はすべての薬にありますから、タミフルだけが特別に危険なわけではありません。たとえば、カゼ薬に入っている抗コリン薬は、鼻水を止めるという〝主作用〟がある一方で、汗を止めるという〝副作用〟があり、熱中症になる人がいることは先に述べた通りです。

私たちは薬の副作用というと、効果とは別物だと思いがちですが、実はそうではありません。薬はピンポイントで効くわけではないからです。

薬は、飲み薬であれば胃で消化され、小腸から吸収されて血流に乗り、身体中を巡ります。注射薬ならば、いきなり血流に乗って身体中を巡ります。そして、その薬を必要とするところにも、必要としないところにも作用し、効力を発揮します。飲んだ薬が鼻水を止めたのであれば、鼻で起こったのと同じことが、身体中で起こっているわけです。飲んだ薬が頭痛を止めたのであれば、頭で起こったことが、身体中で起こっているのです。

要するに、**薬の主作用と副作用は、元を正せば同じ作用。ねらったところでねらった通りに作用した場合を主作用と呼び、それ以外のところで思わぬ作用をした場合を副作用と呼んでいるだけです。**なかには、「副作用なんて出たことがない」という人もいますが、それは感じたことがないだけであって、副作用がないわけではないのです。

「治療報告書」を提出させるより、免疫力を高めるのが先

インフルエンザだったら、診断のために無理をして病院に行くよりも、家で寝ていた方がいいと言いましたが、子どもの場合は一つ問題があります。学校から、「インフルエンザ治療報告書」を提出することを求められるからです。この報告書を医師に記入してもらって提出することで、インフルエンザで休んだ期間が「休み」ではなく、「出席」扱いになります。

このようなインセンティブを設けることで、無理に登校してインフルエンザをほかの子にうつすのを防ごうというのでしょう。しかし、この仕組みができたからといって、インフルエンザになる子どもが減ったという話も聞きませんし、学級閉鎖がなくなったとも聞きません。いまだに冬になると、インフルエンザによる学級閉鎖があちこちで行われています。

考えてみればそれは当然で、インフルエンザ治療報告書を書いてもらうには、「あなたはインフルエンザです」と、診断を受けなければなりません。診断がつくには、ウイルスがある程度増えるのを待つ必要がありますから、それまでは学校に行ってウイルスを広めてしまうことになります。

インフルエンザウイルスを、いっさい学校に入れないなどということは、どうしたって無理でしょう。であれば、治療報告書をもらうよりも、免疫力を高める努力をした方がいいのではないでしょうか？　免疫力が高ければ、身体に侵入したウイルスを自分の力で撃退することができます。

日本は島国のせいか、ともすれば何かが「入ってこないように」とか、「排除しよう」という方向に思考が働くようです。けれども、無菌状態にすればするほど免疫力は弱くなるばかりです。それよりは、何があっても、どこに行っても大丈夫なように、免疫力を高めることの方が大事ではないでしょうか。

3　抗生物質をやめる

家畜用の抗生物質と人間用の抗生物質は別物？

あなたは、カゼをひくとなぜ抗生物質が処方されるかご存知でしょうか？　先に述べたように、カゼのほとんどはウイルスによるものですから、抗菌薬である抗生物質は効きません。

ウイルスと細菌を同じように考えている人も多いと思いますが、全く違うものです。ウイルスは、細菌の10分の１から２００分の１くらいの大きさで、細胞膜がなく、人の細胞に寄生して増殖します。人の細胞に寄生しているために、治療薬の開発が難しい。一方、細菌は、細胞膜に包まれた「細胞」であり、細胞分裂して自己増殖します。抗生物質は、この性質の違いを利用して、細菌にのみ作用するように作られているため、ウイルスには効かないのです。

カゼには効かないと知りながら、なぜ医師が抗生物質を処方するかといえば、それは「念のため」です。たとえば肺炎は、初期にはカゼと区別がつきにくく、万が一肺炎だったときのため、または、カゼをこじらせて肺炎になるのを予防するため、処方するのです。

抗生物質が処方されるのは、カゼのときだけではありません。たとえば、中耳炎で耳鼻科にかかったときにも、化膿しないように抗生物質が出されますし、ケガをしたときや骨折したときも、やはり化膿しないように出されます。そのときはまだ化膿していなくても、「念のため」に処方するのです。

けれども、念のために抗生物質を飲む必要が、本当にあるのでしょうか？　通常の免疫力がある人なら、肺炎だとわかった時点や、化膿したとわかった時点で飲んでも遅くはありません。

ところで、あなたは「病気にならないように、牛や豚の餌にはたっぷり抗生物質を入れている」と聞くと、どう思いますか? あまりいい気持ちがしないのではないでしょうか。けれども、「念のため」つまり予防的に抗生物質を飲むのは、家畜の餌に抗生物質を入れるのと変わりないのではないでしょうか。今は病気になっていないけれど、なったら困るから、抗生物質を与えておこう、というわけです。

何となく、「人間用の抗生物質と家畜用の抗生物質は別物だ」という気がしているかもしれませんが、そんなことはありません。抗生物質には人間用も家畜用もなく、同じものなのです。

乱用すると、体内に耐性菌が出現することも

抗生物質が20世紀最大の発見と言われ、数えきれないほどたくさんの人命を救ってきたのは事実です。人類初の抗生物質「ペニシリン」が、1928年にイギリスの細菌学者アレクサンダー・フレミングによって発見されて以来、抗生物質は私たち人類に多大な貢献をして

きました。ただし、だからといって飲み続けたり、緊急事態でもないのに飲むのは逆効果です。

たとえば、抗生物質を飲むと、往々にして下痢をすることがあります。下痢をするからいけないのではなく、なぜ下痢をするかが問題です。

下痢は、腸内の環境が悪くなったことで起こります。腸の中には腸内細菌が棲んでいて、さまざまな働きをしています。ところが、抗生物質は細菌を殺す薬ですから、飲めば腸内細菌もダメージを受けます。そのため、整腸作用が損なわれて下痢をすることがあるのです。

しかも腸は人体最大の免疫器官で、口から入ってきた細菌やウイルスなどが体内に侵入するのを食い止める役目を担っています。腸に控えている免疫細胞が、侵入した病原体を退治するわけですが、その量はなんと、体内にある免疫細胞の７割に上ると言われています。つまり、**抗生物質を飲んで腸内環境が悪くなると、腸内に控えている免疫細胞もダメージを受け、免疫力が低下するのです。**

さらに、抗生物質を多用すると、やがて**抗生物質が効かない「耐性菌」が現れます。**さまざまな種類の抗生物質を大量に使う病院などでは、複数の抗生物質に対して耐性のある「多剤耐性菌」が出現してしまい、感染症の治療が困難になるという問題があるのは、みなさんご存知だと思います。

同様に、ちょっとしたことで抗生物質を飲み続けていると、やがて体内に耐性菌が増殖して、抗生物質を飲んでも感染症が治りにくくなってしまうとされているのです。

もちろん、抗生物質はまったく飲んではいけないのかといえば、そうではありません。自力で細菌を排出できない場合、たとえばカゼをこじらせて副鼻腔炎になってしまったようなときには、飲んだ方がいいでしょう。副鼻腔炎は、鼻の周囲にある副鼻腔という空間に膿が溜まった状態で、自力ではこの膿を排出することができません。放っておけばどんどん膿が溜まってしまう一方ですから、このような場合は抗生物質を飲むべきでしょう。

薬とは、化学合成で作られた異物

本当の意味で健康になりたいと思うなら、緊急事態を除いて、薬は使わない方がいいのです。多くの場合、薬を飲んでも病気の根本的な解決にはなりませんし、かえって自然治癒力を損なってしまうからです。

しかも、薬は化学合成で作られた異物です。人類が長年にわたって慣れ親しんできた自然界の物質ではなく、人類の歴史から見ればごく最近登場した、まったく新しい物質なのです。そのため、薬を上手に代謝することが、私たちにはまだできません。

代謝（新陳代謝）とは、生命維持に必要なエネルギーを作ったり、生命維持に必要な物質を合成したりするために、私たちの身体の中で起こる生化学反応のことです。食物をエネルギーに変えるのも、骨や筋肉を作るのも、老廃物を排出するのも、運動や呼吸をするのも、考えたり感じたりするのも、すべて代謝という生化学反応があればこそです。そしてこの生化学反応には、酵素が必要不可欠なのですが、**異物を代謝しようとすると、酵素を大量に消費してしまうのです。**

というのは、馴染みのある物質ならば、どの酵素をどう使えばよいか身体がわかっていますから、効率的に代謝することができます。ところが薬のような馴染みのない異物は、どの酵素をどう使えば代謝できるか、わかりません。そのため、試行錯誤しながら大量の酵素を使ってしまい、ほかの生化学反応に回す分が足りなくなってしまうのです。

酵素が無尽蔵にあれば、薬を飲んで酵素を大量に使っても、代謝が悪くなることはないのかもしれません。けれども、私たちの体内酵素には、限りがあります。いわば限りある貴重な資源を薬は浪費して、代謝を悪くしてしまうのです。

すると、どうなるでしょうか？　**代謝が悪くなればエネルギーが充分に作れず、体温が下がります。体温と血流は密接に関連しているため、体温が下がれば血流も悪くなり、免疫力も低下します。**

免疫細胞は血流に乗って身体中を巡り、細菌やウイルスを退治しているため、血流が悪くなると免疫細胞の働きも悪くなるのです。そのため、**体温が1度下がると免疫力は30％低下する**と言われています。さらに、**体温が1度下がると基礎代謝が12％低下し、体内酵素の働きは50％も下がる**とも言われています。酵素と代謝、体温、免疫力などは互いに影響を及ぼし合っていて、どこかに支障が出ると、その影響が次々に波及してしまうのです。

ただ、これは逆もまた真なりです。実際に私がまだ白衣を着ていた頃、「身体が冷える」と言っていた患者さんが、常用していた薬をやめたら、35度台だった体温が36度台に上がったことがありました。酵素の無駄遣いをやめれば、代謝が上がり、体温が上がり、免疫力が上がります。薬をやめることで、私たちの身体は自然に悪循環を抜け出し、好循環に移るのです。

一度に何種類もの薬を飲んでも大丈夫?!

多くの場合、病院に行って診てもらうと薬が1種類だけということはなく、何種類もの薬がいっしょに出されます。カゼをひいただけでも、解熱剤に咳止め、鼻水止め、抗生物質、整腸剤と、4、5種類の薬が処方されます。患者さんのなかにも、薬が1種類しか出なかったりすると、「これだけ?」と、あからさまに不満そうな顔をする人がいます。

あなたは、どうでしょうか? 2時間待って3分診療で、さらに30分待って薬が1種類だったら、腹が立つでしょうか。けれども、何種類もの薬を同時に服用するのは、とても危険なことだとは思いませんか?

薬を身体に入れたとき、どんな反応が起こるかは、医師はもちろん製薬会社でも、すべてわかっているわけではありません。想定外の副作用が出ることがあるのは、カゼ薬やタミフルの項で述べた通りです。まして、何種類もの薬を同時に服用したとき、体内でどんな反応が起こるか、どんな作用が出るかは、まったくわからないと言っても過言ではありません。薬の成分は1万5000～2万種あると言われていますから、その組み合わせは天文学的数字であり、検証のしようもないのです。

多剤併用の害については、お年寄りがあちこちの病院でバラバラに薬をもらうケースが取り上げられることが多いのですが、害はお年寄りに限ったことではありません。若い人でも、何種類もの薬を一度に飲めば危険は高まります。

薬は化学合成品であり、どんな作用が起こるかわからないことを思えば、処方された薬が1種類だけだったとしたら、それはむしろ喜ぶべきことでしょう。もちろん、薬を飲まずに済めばそれに越したことはありません。

4　解熱鎮痛剤をやめる

痛みも発熱も身体の声、決して悪いことではない

いつもカバンの中に解熱鎮痛剤を入れて持ち歩いている、という人が大勢います。もしかしたら、あなたもそうかもしれませんね。以前は私もそうでした。

「はじめに」でも述べましたが、私は頸椎にずれがあり、子どもの頃から頭痛や肩凝りに絶

えず悩まされていました。その上、薬剤師になって働き出してからは、肋間神経痛にも悩まされることになりました。ある日突然、左胸に差し込むような痛みが起こって、息をすることも起き上がることもできなくなってしまったのです。

「もしかしたら、心筋梗塞かもしれない」と、慌てて病院に行くと、結果は肋間神経痛。診断を聞いた私は、「それなら、薬を飲めば大丈夫」と、ほっとしていました。当時の私は、頭痛や肩凝りの痛みを取るために解熱鎮痛剤や筋弛緩剤を、炎症を抑えるために消炎剤を、末梢神経の血液循環をよくするためにビタミンB２、B６、B12などを、薬の飲み過ぎで起こった胃潰瘍を抑えるためにH２ブロッカーという胃酸の分泌を抑える薬を飲んでいました。ここへさらに、肋間神経痛を抑える薬を加えようと思ったのです。

今振り返れば、とんでもないことだとわかります。私の身体は、肋間神経痛を発症することで「助けて！」と悲鳴を上げていたのです。しかし、当時の私はそうは思いませんでした。悲鳴を薬で押え込んで、「これで仕事を休まずに済む」と、安心していたのです。

あなたは、いかがでしょうか？

私たちがすぐに解熱鎮痛剤を飲むのは、痛みや熱が「いけないこと」「悪いもの」という思い込みがあるからではないでしょうか。確かに、効率重視の現代の生活では、痛みや熱は抑えるべきものなのかもしれません。けれども本当は、**痛みや熱は、私たちに危険を知らせてくれる「身体の声」です。**「これ以上無理をすると、大変なことになりますよ」という、警告です。

痛みが出たら、「ゴメン、ゴメン。ちょっと無理しちゃったね」と、身体の声を聞いてみる。「痛みを止めなきゃ！」と思うのではなく、「ああ、こうすると痛みが出るんだ」と、考えてみる。熱が出たら、「あ、39度も出た。頑張ってね、私の身体」と励ます。「これで、毎日何千個も生まれているというがん細胞も死滅する！」と喜ぶ。そんな風に頭を切り替えるとよいのではないでしょうか。

というのも、熱を出せるのは、免疫機能が活発に働いている証拠だからです。**高齢になって免疫機能が衰えてくると、細菌やウイルスに感染しても熱を出すことができません。**これが、お年寄りの肺炎が重篤化してしまう原因の一つです。また、熱が出ないせいで、肺炎を起こしていることに気づくのが遅れるということもあります。

先に触れたように、がん細胞は、体温が39度を超すと死滅するという説があります。がん細胞が何度で死滅するかについては諸説ありますが、熱が出たとき「これでがん細胞ゼロだ！」とポジティブな気持ちでいた方が身体は楽に感じられます。少なくとも、体温が高い方が免疫細胞が活発に働くのは事実ですから、当たらずとも遠からず。痛みも熱も、悪いものではないと、とらえましょう。

解熱鎮痛剤を飲むと体温が下がり、免疫力も下がる

私は、のたうち回るほど痛いとか、熱でぐったりしているというときにまで、解熱鎮痛剤を飲むなどというのではありません。また、具合が悪くても、どうしても出かけて行かなければならないときもあるでしょう。そんなときは、**一時的に薬を飲んで症状を抑えるのも仕方がないことだと思います**。ただ、痛みや熱が出るたびに飲む、ちょっとした痛みや熱でも飲む、というのはよくありません。

先にも述べましたが、薬を飲むと酵素が大量に使われてしまい、代謝が落ちて体温が下がり、免疫力が低下してしまうのです。体温が1度下がると基礎代謝が12%、免疫力は30%、体内酵素の働きは50%も下がると言われていることは、すでにご紹介した通りです。特に解熱鎮痛剤は、入っている成分そのものに血管を収縮させて体温を下げる働きがありますから、ダメージも大きくなります。

ズキズキするとか、ガンガンするといった頭痛は、頭部の血流がいつもより多く、ドクン、ドクンと流れることで生じます。この血流を抑えるのですが、血管が収縮すれば血流が悪くなり、体温は低下します。ですから、解熱鎮痛剤を常用すれば、平熱が低くなることも考えられます。

こう言うと、「では、血行をよくする薬はどうなのですか？」と聞かれることがありますが、これもほかの薬と同様です。飲んでいるときは血行がよくなったように見えても、血行を悪くしている原因が治ったわけではありません。しかも体内では、**化学合成品である薬を代謝するために、酵素が大量に使われてしまい、薬を飲む前よりもさらに血行が悪くなります。**その結果、血行をよくするためにはさらに薬を飲まなければならなくなり、さらに血行が悪くなるという、悪循環に陥ってしまうのです。

痛いから飲むのか、飲んだから痛いのか

また、解熱鎮痛剤は、効き目が切れれば痛みや熱がぶり返します。しかも、薬で抑えていた分、効き目が切れると前以上に血流が激しくなってしまい、さらにひどい痛みや熱を招い

てしまうことが往々にしてあります。痛いから飲んだのに、飲んだらよけい痛くなってしまうのでは、本末転倒です。

いずれにせよ、**本当の原因を取り除かない限り、痛みや熱は治りません。**ですから、やむなく解熱鎮痛剤に頼るときも、「本当の原因は何だろう？」と考えてみてください。いつ痛くなるのか、どうすると痛くなるのかをよく考えると、解決法が見えてきます。

少し前に、こんなことがありました。歯が急にズキズキ痛み出して、我慢できないほどになったのです。「歯医者さんに行かなくちゃいけないのかな。イヤだな」と思ったのですが、そこで「待てよ。何の兆候もなかったのに、どうして急に痛くなったのだろう？」と、考えてみたのです。

すると、思い当たることがありました。朝から頭にはめていたカチューシャが、きつかったのです。U字型のカチューシャの端が、こめかみのあたりをきつく押さえていたために、歯にまで痛みが出たのです。「これだ！」と思って外すと、案の定痛みは消えました。

まるで笑い話ですが、自分では「どうしようもない」と思っている痛みも、このカチューシャのように、意外なことで治る場合があります。「痛みはどうしようもない」「治らない」と思う必要はありませんし、「痛いときには痛み止め」と思う必要もありません。何十年も治らなかった私の肩と首の痛みでさえ、ウォーキングを習い正しい姿勢を身につけたことで、治ったのですから。

薬はお酒と同じ。効き方は人によってまったく違う

ところで、解熱鎮痛剤には馴染みのある人が多いせいか、「これ、よく効いたからあげるわ」とか、「飲むからちょうだい」といったやり取りが、気軽に行われています。しかし、これは危険です。私はよくお酒にたとえるのですが、これがお酒なら、アルコールに強い人と弱い人がいて、なかには1滴飲んだだけで具合が悪くなってしまう人もいます。それと同じことが、薬にもあるのです。

さらに、市販されている一般用医薬品のなかには、解熱鎮痛剤の「ロキソニンS」や胃腸薬の「ガスター10」など、かつては処方箋がないと買えなかったものがあります。ロキソニンSは、市販されるようになって、調剤薬局では劇薬の棚から普通薬の棚に移されましたが、**置き場所が変わったからといって成分が変わったわけではありません。**相変わらず作用も強く、リスクも高いのです。言い換えれば、その分よく効くわけで、「これ、効いたよ」と言って人に勧めることにもなりかねません。

ロキソニンＳやガスター10でなくても、薬はすべて、効き方が人によって異なります。**自分が飲んで大丈夫だったから、ほかの人も大丈夫とは限らない**のです。また、同じ人でもそのときの体調によって効き方は異なります。「頭痛薬ぐらい」「胃腸薬ぐらい」という軽い気持ちで多用したり、人に勧めたりするのはやめましょう。

5　降圧剤をやめる

血圧は下げないと危険なのか？

今、降圧剤による認知症が問題になっています。高い血圧を薬で無理に下げることで、認知症になる人が相当数いるのではないかというのです。

そもそも、血圧が高くなるには理由があります。たとえば、過労や睡眠不足、緊張などで身体にストレスがかかったり、運動をしたりすると、私たちの身体は交感神経が働いて血圧が高くなります。このようなときには大量の酸素や栄養素が必要になるからで、そのため血管の圧力を高めて血流を速め、細胞に酸素や栄養素をたくさん送り込むのです。

一方、年を取ると血管が硬くなり、弾力性がなくなります。そこで、血流量を保持するために、特に運動をしなくても、心臓は高い圧力をかけて血液を押し出し、硬い血管を押し広げようとするのです。

それを降圧剤で無理に抑えてしまったら、どうなるでしょうか？　血管が硬くて血流が悪いのに、血液を押し出す圧力も小さくなるため、四肢の先端や末梢血管、脳などに血液がいかなくなります。その結果、酸素や栄養が不足します。

ところが、**血流が悪くなるという降圧剤の副作用には、はっきりとした自覚症状がありません。**つまり、無自覚のまま徐々に血流不足によるダメージが積み重なっていって、あるとき急に認知症を発症してしまうことがあるのです。薬の場合、下痢をするとか咳が出るといった、はっきりわかる副作用がある方が、まだましなのです。

私は、高血圧などの生活習慣病に、薬は要らないと思っています。薬は単に数値を下げるだけで、病気そのものを治してくれるわけではないからです。「生活習慣病」という名前の通り、食事や嗜好品、運動など、生活習慣そのものを変えなければ病気は治りませんし、逆に言えば生活習慣を変えることで治せるのです。

けれども、こう言うと「血管が硬くなって高血圧になるなら、血管が硬くなるのは老化のせいだから、どうしようもないのでは？」と思った方もいるでしょう。長い間引っ張り続けたゴムが弾力性を失うように、血管も長い間使っていれば弾力性を失って当然だ、と。

あなたは、どう思いますか？　血管が硬くなるのは、どうしようもないことなのでしょうか。

私は、そうではないと思います。なぜならば、ゴムは新陳代謝をしませんが、人の身体は新陳代謝をするからです。私たちの身体を形作っている60兆個の細胞は、日々新たに生まれ変わっています。そのサイクルは、おおよそ肌は28日、心臓は22日、胃腸は３〜７日、血管は90日。全身の細胞が約３か月で入れ替わると言われています。

事実、40歳のときは59歳だった私の血管年齢が、56歳の今は26歳であることは、先に述べた通りです。これは、大量に飲んでいた薬を40代になってからすべてやめ、食事を見直し、ウォーキングをして正しい姿勢を身につけ、筋肉を鍛え、要するに生活習慣を大きく変えた結果。全身の細胞が、40歳のときとは別物になったのです。生活習慣を変えることで、硬くなった血管を若い頃の弾力のある血管に戻すことは、決してできないことではありません。

ただし、**何もしないうちに降圧剤をやめるのはかえって危険です。生活習慣を変えるとと**

もに、医師に相談しながら徐々に薬を減らし、最終的には薬をやめられればそれがいちばんです。

判断を人任せにするのをやめる

ところが、「生活習慣を改善して降圧剤をやめたい」と相談しても、「とんでもない」とはねつける医師もかなりいます。薬を減らす方向で指導してくれる別の医師が見つかればいいのですが、そうでないときは自分で判断するしかありません。生活習慣を改善し、自分の身体の声に注意深く耳を傾けるのです。

ところが、「生活習慣を変えよう」とか、「身体の声に耳を傾けよう」と言うと、往々にして返ってくるのが「そう言われても、私は専門家じゃないから、どうしたらいいかよくわかりません」という言葉です。本当にそうでしょうか？　専門家である医師や薬剤師になら、あなたの身体の声がわかるのでしょうか。

もちろん、血圧が高いとか、血糖値が高いといった数値ならば、医師にもわかります。けれども、たとえば顔色が昨日とはちょっと違うとか、寝不足だとか、頭が重いなどということが、医師や薬剤師にわかるかと言えば、これはもう絶対にわかりません。患者さんの話をそのまま受け止めているだけで、ちょっと診ただけでわかるものではないのです。

でも、自分の身体とは毎日、24時間つきあっていますよね。寝汗をかいたとか、朝起きたら頭が重かったとか、顔を洗って鏡を見たら瞼がむくんでいたとか、ほんの少しの変化にも気がつくのは、自分のことだからです。自分のことがいちばんわかるのは、自分自身なのです。

そう思えば、「降圧剤は飲み続けなければいけません」と医師に言われたからといって、即座に「はい」ということにはならないでしょう。ずっと飲んでいた薬をいきなりやめてはいけませんし、減らすときは慎重に判断する必要がありますが、医師の言葉を鵜呑みにする必要はありません。**判断を人任せにするのをやめるのもまた、大事な健康法の一つです。**

6　抗コレステロール剤をやめる

コレステロールが身体に悪いというのは本当?

コレステロールは、動脈硬化を引き起こす元凶とされていて、多くの人が身体に悪いものだと思っています。「悪玉コレステロール」とか、「血液ドロドロ」などと言われると、とても恐いですよね。しかも、コレステロール値は高くても自覚症状がありませんし、血圧のように自分で測ることもできません。

仮に、コレステロール値が高いと痛みが出るなら、自分で自分の状態がわかりますし、痛くもない人に薬を処方することはできません。でも、自覚症状がなければ、「血液ドロドロですよ。今わかって、よかったですね。放っておけばとんでもないことになるところでした。薬を出しましょう」などと言われて、「ああ、よかった」と思うわけです。

そんな私たちの意識を反映してか、抗コレステロール剤の市場規模は3000億円、医薬品市場のなかでもドル箱と言われています。でも、コレステロールは、そもそも本当に身体に悪いものなのでしょうか？

実は、コレステロールが動脈硬化を引き起こすとされる根拠は、ウサギを使った実験によるものでした。1913年にロシアの医学者が、コレステロールを含む餌をウサギに与えたところ、コレステロール値が急上昇し、アテロームが生じて動脈硬化が引き起こされたのです。

アテロームとは、コレステロールや中性脂肪がドロドロの粥状になったもので、これが動脈の内側にくっついて瘤状になることで、血管が狭くなって血流が妨げられるのです。

けれども、この実験には重大な見落としがあります。ウサギは草食動物ですから、肉は食べません。つまり、餌からコレステロールを摂る仕組みが、身体に備わっていないのです。そのため、与えられた大量のコレステロールが処理できず、血管壁に付着してしまったのでしょう。

それに対して人間や肉食獣は、肉を食べます。したがって、コレステロールの吸収を調整する機能が、あらかじめ身体に備わっています。実際に、同様の実験を犬で行ったところ、血管を先に傷つけておいた場合には、そこにアテロームが溜まって瘤状になりましたが、そうでない場合にはアテロームは生じなかったのです。

また、近年の研究によって、**血中コレステロール値が下がると免疫力が低下し、感染症やがんになりやすいこと、コレステロール値は高い方ががんになりにくいことがわかってきました。**もしかしたら、コレステロール値を下げることが命取りになっているかもしれないわけで、研究が進めば「昔はコレステロール値を下げていたんだってね。ああ恐ろしい」という時代が来るかもしれません。

いずれにせよコレステロールは、細胞膜を作るなど身体の中で重要な役割を担っています。

極端に高いのは問題かもしれませんが、脂質異常の基準値を少し超えているからといって、すぐ薬に頼るのはやめましょう。コレステロール値とともに免疫力も下がってしまい、かえって病気を招いてしまう危険性があるのです。

7　インフルエンザワクチンをやめる

ワクチンとは、いったい何？

毎年、インフルエンザがはやる季節になると、「ワクチン接種（予防接種）はお早めに」というメッセージが流れます。学校や会社から通達されることもありますし、自治体の広報などにも呼びかけが載ります。そして、大勢の人がワクチンを打ちます。特にお年寄りや乳幼児、妊婦などは、重篤化するリスクが高いとして、優先的にワクチン接種ができるようになっています。

けれども私は、ワクチン接種は必要ないし、お年寄りや乳幼児、妊婦などにこそ、打たないでほしいと思っています。というのも、ワクチンには重い副作用が出る危険性があるからです。接種後の副作用には、ギラン・バレー症候群（筋肉を動かす運動神経の障害のために、手足に力が入らなくなる難病）、肝機能障害、脳炎、ぜんそく、さらにはアナフィラキシー（全身に急速に現れるアレルギー症状）なども報告されています。

それに、たとえ副作用が現れなくても、ワクチン接種は危険です。というのも、インフルエンザワクチンには、発がん性のある劇薬ホルマリンや、水酸化アルミニウム、有機水銀チメロサールなど、さまざまな有害物質が含まれていることがあるからです。

水酸化アルミニウムは、子宮頸がんワクチンにも入っており、マウスの実験では中枢神経を障害し、筋肉のマヒが起こったという報告もあります。また、有機水銀チメロサールは、アメリカでは自閉症の原因物質とされています。

ワクチン接種はギャンブルのようなもの

有害物質が含まれていて、重篤な副作用の危険性がある上に、インフルエンザワクチンには「効くかどうかわからない」という根本的な問題もあります。

以前、朝のニュース番組でキャスターが、「うちは家族4人全員でワクチンを打ちましたが、2人はインフルエンザにかかっています。今年ははやっていますから、みなさん気をつけましょうね」と言っていました。朗らかに、当たり前のように。

これって、どこかおかしくはないでしょうか？「ワクチン打ったのに、かかっちゃったんだよ！　これじゃ、まるで詐欺じゃないか」と、怒るならわかります。でも、怒る気配は微塵もありませんでした。そして、このような状況は、このキャスター一家だけではありません。私が白衣を着ていた頃、インフルエンザにかかって薬局にやって来る患者さんの半数は、ワクチン接種を受けた人たちでした。でも、誰も怒ったりはしませんでした。

その理由は、「ワクチンを打っておいたから、かかっても軽く済む」と思うからのようです。実際に、ワクチン接種を勧める人たちは、そう言います。

でも、本当にそうでしょうか？　インフルエンザにかかったということは、ウイルスの型が違っていて、ワクチンの効果がなかったということです。それなのに、型の違うインフルエンザを軽くする効果が、そのワクチンにあるのでしょうか？　おかしいですよね。

インフルエンザの型は、大きく分けるとA型、B型、C型の3種類ですが、毎年流行するのはA型とB型です。A型はさらに144種類の亜型に分かれています。つまり、**インフルエンザウイルスは150種類近くあるのです。**一方、**インフルエンザワクチンに含まれてい**

るのは3種類程度で、たとえばAソ連型（H1N1亜型）と、A香港型（H3N2亜型）と、B型といった組み合わせになっているわけです。当然、ワクチンに含まれている型以外のインフルエンザウイルスには効きませんし、しかも**ウイルスはすぐに変異します**。

変異は、ウイルスが増殖するときに、遺伝子がミスコピーされることで起こります。インフルエンザウイルスの遺伝子（RNA）はミスコピーが起こりやすく、その頻度は人間の1000倍の確率と言われています。しかもインフルエンザウイルスは増殖スピードが速く、1個のウイルスが1日で100万個以上になるとされているのです。

こんなインフルエンザウイルスに、たった3つの型で対応しようとするのは、ほとんどギャンブルか宝くじのようなものではないでしょうか。それとも、ワクチン接種で病院にお金を払い、さらにインフルエンザの治療でお金を払っても気にしない、鷹揚な人が多いのでしょうか。私だったら、腹が立ちます。でも本当は、自分のしたことが無意味だったとは思いたくないから怒らない、というのがいちばんの理由かもしれません。

もしワクチンを打つとしたら、それは受験生

インフルエンザワクチンの接種は必要ないし、それどころかやめた方がいいと私は思っていますが、唯一打ってもいいケースがあるとしたら、それは受験生です。**人には、たとえ偽薬でも「効く」と思えば効くという、プラセボ効果があるからです。**「ワクチンを打ったのだから、受験が終わるまでインフルエンザにはかからない」「人ごみに行っても大丈夫」「たとえ後ろの子が咳をしていても、うつらない」、そんな風に自信を持てば、免疫力も上がります。

ただし、「ワクチンを打ったのだから軽く済む」と信じて、インフルエンザにかかったのに学校に行ったり仕事をしたりするのは、いちばんよくないことです。こんなケースがありました。

その人は医薬品会社の営業マンで、当然のことのように毎年インフルエンザワクチンの接種をしていました。ところがインフルエンザにかかってしまい、上司に「A型と診断されたので、休ませてください」と申し出たのだそうです。すると、上司の返事はなんと、「ワク

チンを打っているんだから、大したことにはならないだろう。マスクをして働け」というもの。仕方なく、その人はタミフルを飲み、マスクをして営業を続けたそうです。

まったく、なんということをさせるのでしょうか。営業相手は、まさかこの人がインフルエンザだとは思いませんから、至近距離でも平気で会話をします。当然、うつります。会う人会う人、みんな同様です。

繰り返しますが、**ワクチンを打ってもインフルエンザが軽く済むわけではありません**。タミフルは、インフルエンザを治してはくれません。無理をして働き続ければ、それこそ取り返しのつかないことになる可能性もあります。幸いこの人は若くて体力があったからでしょう、長引いてしまったものの、重篤な状態になることはなかったそうです。

インフルエンザにかかったら、すぐに学校や会社を休んで寝る。それがインフルエンザを治す最良の方法であり、広めないための最良の方法でもあります。そして、インフルエンザの最良の予防法は、**ワクチンを打つことではなく、免疫力を高めること**なのです。

8　子宮頸がんワクチンをやめる

感染することと発症することは、同じではない

子宮頸がんワクチンは、重篤なケースを含めて副作用が次々に報告されたため、現在では厚労省が「積極的な接種勧奨の差し控え」としています。つまり、接種を促すハガキを送ったり、各種団体を使って接種を呼びかけたりすることは、行わないということです。

そのため、子宮頸がんワクチンを打つ人は激減したと思われますが、定期接種そのものが中止されたわけではありません。希望すれば接種を受けられる状態ですから、知らずにワクチンを打ってしまう人がいないとも限りません。そこで、再びこの危険なワクチンを接種する人が出ないように、ここで取り上げておきます。

子宮頸がんワクチンは、日本では２００９年に医薬品として承認されましたが、当初は接種費用が４万～５万円と高額だったために、普及しませんでした。そこで、厚労省は２０１０年に「ワクチン接種緊急促進事業」を実施し、自治体に助成金を出して接種を促進することにしたのです。市民団体なども「ワクチン無料化」の署名を集め、子宮頸がんワクチンを積極的に受けられるよう働きかけました。

その結果、女子中高生は無料もしくは低額で接種を受けられることになり、一気に接種する人が増えました。また、注射で女性特有のがんが防げるということで、マスコミも大々的に取り上げたため、接種が有料の18歳以上の人たちにも広まっていきました。

ところが、接種が広まるにつれて、副作用の報告が次々に上がってきたのです。その内容は、発熱や手足の痛み、失神などの一次的なものから、四肢の運動能力低下、歩行不能といった重篤かつ回復の難しいものまでさまざま。２０１１年には、接種後に中学生が亡くなったという報告も出ました。亡くなった女の子は心臓に持病があったため、ワクチンとの関連性はないと結論づけられましたが、体内で何らかの化学反応が起こらなかったと言い切ることはできないと思います。

しかも子宮頸がんワクチンが、**本当に子宮頸がんを予防するかどうかも疑問です。**

子宮頸がんの原因とされているのは、性交渉によって感染するヒトパピローマウイルス（ＨＰＶ）です。ＨＰＶは非常にありふれたウイルスで、性交渉の経験がある女性はほとんどが一度は感染して抗体を持っていると言われています。接種対象から大人の女性が外されているのは、そのためです。

しかし、感染した女性が全員子宮頸がんになるかと言えば、そんなことはありません。大多数の女性は、感染しても自分の免疫力でウイルスを退治できるため、発症に至らないのです。厚労省は、ここ20年間で若年者の感染が増え、子宮頸がんで亡くなる人が1・5倍になったと言っていますが、もしそれが本当なら、それは感染する人が増えたからではなく、免疫力が低い人が増えたからでしょう。

感染することと発症することは別問題であり、免疫力が高ければ、感染しても発症しないのです。


ところで、あなたはデング熱騒動のことを覚えていますか？　デング熱は、デングウイルスによる感染症で、ヒトスジシマカなどのヤブ蚊によって媒介されます。元来は熱帯に存在するウイルスですが、ついに日本でも感染者が出たということで、ウイルスを持つ蚊が見つかった公園は閉鎖されるなど大騒ぎになりました。

このとき思ったのも、感染と発症は別だということです。公園にいた人で、デングウイルスを持つ蚊に刺されたのは、発症した人だけではないはずです。むしろ、刺されたけれども発症しなかった人の方が、ずっと多かったはずなのです。

だからといって、公園を閉鎖したり、蚊を駆除したりすることを、悪いというつもりはありません。お年寄りや乳幼児など、刺されれば大ごとになってしまう人もいるからです。けれども、飛ぶ生きものである蚊を、完全に排除することは不可能です。とすれば、免疫力を高めて、刺されても発症しない身体を作る方がずっと現実的、かつ大切ではないでしょうか。

ワクチンを打つよりも先にするべきことは？

子宮頸がんワクチンが話題になっていた頃、私がいちばん危惧したのは、若い女性の生活全般に悪影響が出るのではないか、ということです。このワクチンは、そもそも効果自体も怪しいものですが、若い女性が「私はワクチンを打ったから、もう大丈夫。避妊しなくてもＨＰＶはうつらない」と思い込んでしまったら、なおさら困った事態になると思ったのです。そんなことになったら性生活も乱れるでしょうし、免疫力を高めてウイルスを排除できるような身体を作る必要もありません。それでは逆効果です。

ワクチンを推奨するよりは、多くの大人が発症しなかったのは免疫力があったからだということを、しっかり伝えた方がいいのではないでしょうか。食事もきちんとしなきゃダメだよ、おへそを出したりして冷える格好をしていたらダメだよ、睡眠はちゃんと取らなきゃダメだよ、避妊もちゃんとしなきゃダメだよと教える方が、よほど役に立つと思うのは老婆心でしょうか。

ワクチンを打てば病気にかからずに済むなら、その方が生活全般を改めるよりずっと簡単です。けれども、ワクチンはその病気にしか対応していませんし、だいいちワクチンそのものが危険です。**生活を変えるのは大変かもしれませんが、ワクチンと違って安全ですし、あらゆる病気への予防策になります。**一度改善してしまえば、その効果はずっと続くのです。

9　抗うつ薬をやめる

抗うつ薬を飲んでもうつ病は治らない

うつ病と診断される人が年々増えています。その背景には、現代社会のストレスの多さに加えて、「うつ病は心のカゼ」と言われ、精神科や心療内科を受診することへの心理的ハードルが低くなったことも挙げられます。

日本は先進国のなかでも自殺者の多い国ですから、自殺の原因ともなるうつ病への関心が高まったのは、いいことだと思います。ただ、うつ病を抗うつ薬で治そうとするのはナンセンスだと、私は思います。

精神科や心療内科を受診すると抗うつ薬が処方されますが、抗うつ薬には化学構造の違いによって「三環系」「非三環系」「ＳＳＲＩ（選択的セロトニン再取り込み阻害薬）」「ＳＮＲＩ（セロトニン・ノルアドレナリン再取り込み阻害薬）」などの種類があります。近年の主流は、ほかの薬より副作用が少ないとされるＳＳＲＩやＳＮＲＩです。

うつ病になると、脳内のセロトニンやノルアドレナリンが減り、そのために「自分はダメな人間だ」「生きていてもしょうがない」などという思いから抜け出せなくなり、それが高じると死を選んでしまうことがあるとされています。セロトニンは安らぎや幸福感を、ノルアドレナリンはやる気や自信を与えてくれる神経伝達物質です。

このセロトニンやノルアドレナリンは、脳の神経細胞の末端（シナプス）からシャワーのように放出されて、別の神経細胞の受容体と結びつくことで、幸福感ややる気を伝えます。

ただし、放出されたセロトニンやノルアドレナリンは、すべてが受容体と結びつくわけではありません。残りは酵素によって不活性化されるか、再びシナプスに吸収されて一旦貯蔵され、再放出されるかします。このとき、再びシナプスに吸収（再取り込み）されるのを阻害するのが、ＳＳＲＩやＳＮＲＩです。

要するに、シナプスから放出されるセロトニンやノルアドレナリンの量が減ったので、再取り込みされないようにして、脳内に漂っている量を増やすのです。すると、セロトニンやノルアドレナリンを放出したわけでもないのに、これらが受容体と結合し、幸福感ややる気を感じられるというわけです。

しかしこれは、まやかしです。いわば一日中外で働いた人が、家に帰れないようなものでしょう。家に帰ってご飯を食べて、しっかり寝て、元気を取り戻した人が働いているのではなく、ずっと徹夜を続けた人たちがヘトヘトになりながら、そこにいるだけのこと。見かけ上の人数は揃っていても、きちんと仕事ができるはずがありません。

ＳＳＲＩやＳＮＲＩは、脳内に漂うセロトニンやノルアドレナリンの量を、確かに増やします。けれども、質の問題をまったく考えていませんし、新たに放出されるセロトニンやノルアドレナリンの量が増えたわけでもありません。うつ病を治すというなら、新たに放出されるセロトニンやノルアドレナリンの量そのものを増やさなければならないはずですが、そうではありません。抗うつ薬もまた、**症状を抑えるだけであって、うつ病を治すものではないのです。**

ということは、抗うつ薬を服用して症状を抑えながら以前と同様の生活をするのは、自分にむち打つのと同じこと。うつ病が治るどころか悪化してしまいます。

抗うつ薬の副作用はうつ症状

うつ病は、その原因を取り除かなければ治りません。セロトニンやノルアドレナリンは、何らかの原因があってうつ状態になったから減ったのであって、何の原因もないのにセロトニンやノルアドレナリンが減って、その結果うつ状態になったわけではないでしょう。したがって、原因を取り除いて自力でセロトニンやノルアドレナリンを放出できるようにならなければ、一生薬を飲み続け、自分にむち打ち続けざるを得ないでしょう。

ところが、抗うつ薬の副作用の一つは「うつ状態」という、笑えない事実があります。抗うつ薬には、うつ状態になる、自殺願望が高まる、自傷行為をする、攻撃的になって人に暴力を振るう、といった副作用があるのです。

うつ状態があまりにも強く、自殺願望が高まっているなど、薬で症状を抑えなければどうしようもない場合には、**抗うつ薬を服用するのも仕方ないと思います。けれども長期にわたって服用することは、よくありません。**副作用が出てよけいにうつ状態が強まってしまう危険性もありますし、薬を飲むだけでは、いつまで経っても原因は取り除けないからです。

とは言え、うつ病の原因を取り除くことは、なかなか容易ではないでしょう。人間関係や仕事内容など、自分では容易に取り除けないことが原因だから、病気になったのですから。うつ病になったことを一つのきっかけととらえて、思い切って生き方を変えられるなら、それに越したことはありません。学校に原因があるなら学校を、会社に原因があるなら会社を辞めるという決断も、一つの解決法です。しかし、それができないときは、どうすればいいのでしょうか？

やはり**生活習慣を変えることが、うつ病を改善するための、遠回りに見えていちばんの近道だと私は思います。**原因を取り除けなくても、自力でセロトニンやノルアドレナリンを出せるようになれば、同じ事態に遭遇しても気分が落ち込むことが少なくなるからです。

具体的には、**セロトニンはリズム運動をすることで放出が盛んになることがわかっています。**身体を動かしてリズム運動そのものをすることも有効ですが、意識して深い呼吸をする、しっかりよく噛んで食べる、リズムを感じて歩く、といったこともまたリズムを刻むことにつながり、効果的です。

うつ状態の人は、交感神経と副交感神経のバランスが乱れていますから、睡眠や食事をきちんと取る、規則的に排便する、朝起きて太陽の光を浴びる、ゆっくり入浴するといったことも大事です。人は緊張すると交感神経が優位になり、リラックスすると副交感神経が優位になります。緊張した状態がずっと続くと、交感神経が働きっ放しになって元に戻らなくなってしまうのですが、うつ状態の人は往々にしてこのような状態に陥っています。そこで、**できるだけ副交感神経が優位になるような生活を心がけるのです。**

とはいえ、すでに抗うつ薬を飲んでいる人は、急にやめると危険ですし、生活習慣はすぐには変わりません。**自分の身体の声に耳を傾けながら、休めるときは休んで、慌てずに体調を整えていきましょう。**

10　胃腸薬をやめる

ただでさえ弱っている胃に薬を入れる？

薬局に行けば、数えきれないほどの胃腸薬が並び、テレビCMも盛んに流れています。天ぷらを前にげんなりしていた人が、胃腸薬を飲んだとたんおいしそうに食べ始めるシーンや、「食べる前に飲む」といったフレーズが、即座に思い浮かぶほどです。

実際に、宴会の前に胃腸薬を飲む人は多いようですが、あなたはどうですか？　歓送迎会シーズンや忘年会シーズンなど、胃腸薬を飲んでしのいでいるかもしれませんね。あるいは日常的に、ちょっと胃が重いときなどに飲んでいる人もいるかもしれません。

でも、ただでさえ弱っている胃腸に異物である薬を入れるのは、いうなれば「胃潰瘍まっしぐら」の道。胃腸薬とはいえ、化学合成された異物である以上、それを消化吸収する胃腸には負担がかかります。もたれや痛みがスキッと消えるとしても、それは解熱鎮痛剤で熱が下がるのと同じで、症状に蓋をしているだけ。原因が解消されたわけではありません。

胃腸薬には、胃酸の分泌を抑える薬と、胃酸を中和したり胃の粘液を保護したりする薬がありますが、いずれも胃もたれや胃痛などの症状を抑えるだけで、原因を解消してくれるわけではありません。ストレスが原因で胃酸の分泌が多くなり過ぎたり、胃の粘膜が荒れたりしているなら、ストレス自体をなくさないと、胃もたれや胃痛の根本的な解決にはならないのです。それどころか、胃腸薬を飲んで無理に油物を食べたりしていると、ダメージがどんどん大きくなり、やがて胃炎や胃潰瘍を発症してしまいます。

胃もたれや胃痛は、「無理に食べないでほしい」という身体のサインです。そんなときは、薬で症状に蓋をせず、無理に食べずにしばらく休んでみてください。**1日やそこら、水分をちゃんと摂れば、何も食べずにいても大丈夫です。**不快感や痛みが自然に治まるのを待って、おなかが空いたと感じたら、胃に負担のかからないものを食べましょう。

胃腸薬を多用すると、思わぬ病気になることも

胃腸薬を多用することには、別の問題もあります。

まず、胃酸の分泌を促す薬は、飲み続けているうちに、それがないと胃酸が出なくなって

しまいます。私たちの身体は、よく言えば省エネ志向、悪く言えば怠け者で、自分ですべきことを代替してくれるものがあるなら、それに任せてしまいます。自分で胃酸を分泌する努力をしなくてもいいなら、しない方が楽なのです。

また、胃酸を中和したり分泌を抑えたりする薬には、有害物質を無毒化できなくなるという問題があります。胃には、外から入ってきたものに強烈な酸を浴びせて、消毒する役目があります。その酸を出なくしてしまえば、有害物質が入ってきても消毒することができず、胃がダメージを受け、腸もダメージを受け、場合によっては体全体に影響が及ぶ危険性があるのです。さらに胃の働きが鈍ると、有害物質が入ってきても、それを吐き出すことができなくなります。

胃腸はなぜか、心臓や肺などに比べて軽く見られがちですが、本当はとても大事な役割を担っている臓器です。私たちが生きていくのに欠かせない食物を消化・吸収するのも胃腸ですし、外界から体内に入ってくる物質を消毒したり、免疫機能を働かせたりするのも胃腸です。胃腸が「疲れた」と言ったら、薬を飲んで無理をさせたりせずに休ませる。とてもシンプルかつ簡単な健康法ですが、効果的です。

11　便秘薬をやめる

飲み続けると、蠕動《ぜんどう》運動が起こらなくなる

便秘は、冷えとならんで女性の身体の悩みの代表です。頑固な便秘に悩み、便秘薬を常用している人もいると思います。ですが、便秘薬も使い続けていると、だんだん効かなくなってきます。それで量を増やしたり、強いものを使ったりするようになるわけですが、これはとても危険なことです。

便秘薬の多くは、大腸を刺激して強制的に蠕動運動を起こさせる薬ですから、効かなくなるということは、刺激されても大腸が蠕動運動をしなくなってきた、ということなのです。便秘薬を飲み続ければ、どんどん大腸の動きは低下して、最悪の場合は蠕動運動が止まり、腸閉塞を引き起こしてしまいます。こうなると自力では排便できませんから、そんな事態に陥る前に、薬をやめた方がいいのです。

とは言え、便秘を放置するのは大問題です。苦しいという症状のほかに、免疫力の低下と

いう、目には見えないもっと重大な影響があるからです。

腸は、人体最大の免疫器官です。**体内にある免疫細胞の7割が腸に集中していて、腸で作られた免疫細胞が体内を巡っているのです。**ところが、便秘になると腸内環境が悪化します。老廃物が溜まっているのですから当然ですが、そうなると乳酸菌などの善玉菌が減り、悪玉菌が増えていきます。そして、腸内細菌のバランスが崩れ、有害物質やウイルスを感知できなくなるなど、免疫システムが乱れてしまうのです。

また、**腸は「第2の脳」とも言われていて、約1億個もの神経細胞のネットワークが張り巡らされています。**しかも、脳内の神経伝達物質のかなりの部分を、腸が作っていることもわかってきました。たとえば、**やすらぎや幸福感を与えてくれる神経伝達物質・セロトニンは、95%が腸で作られるという報告もあります。**つまり、セロトニンが減ることで起こるうつ状態などにも、腸がかかわっている可能性があるわけです。

リラックスして副交感神経を優位にする

自力で排便できなくなったり、免疫力が低下したり、うつ状態になったりしないためには、便秘薬に頼らずに排便する習慣を取り戻すことが大事です。それには、どうすればいいでしょうか？

まず、食物繊維の多い食べ物を摂ることと、水分をしっかり摂ること。ダイエットをしていて食べる量が少ないと便秘になることもありますから、食べ物の総量もある程度必要です。さらに、朝起きたらおなかに大きく、手で「の」の字を書くようにマッサージします。これが基本です。

そして、副交感神経が優位になるような生活を心がけます。私たちの身体の働きをコントロールしている自律神経には、交感神経と副交感神経がありますが、**腸は副交感神経が優位になると働きます**。副交感神経は、リラックスしたときに働きが高まる神経ですから、ゆっくりお風呂に入ったり、好きな音楽を聴いたり、よく笑ったりして、普段から副交感神経が優位になる時間を作るように心がけることが、便秘解消に役立つのです。

そして、自分の身体のリズムに耳を傾けることも大事です。便秘薬を常用している人のなかには、「1日に1回必ず排便しないといけない」と神経質になっている人もいますが、排便リズムは人それぞれです。1日に3回排便するという人も、3日に1回という人もいていいのです。自分の身体を平均に合わせるのではなく、身体の声に耳を傾けて、自分のリズムをつかむこと。それができれば、自ずと便秘は解消されるはずです。

12　尿酸値を下げる薬をやめる

尿酸値が高くても、痛風になるとは限らない

日本では、尿酸値が7・0㎎／dlを超えると「高尿酸血症」と診断されて、尿酸値を下げる薬が出されます。7・0㎎／dlを超えると、血液に尿酸が溶けきれなくなって結晶化し、関節をはじめとする身体のあちこちに溜まり始め、痛風や尿路結石、腎障害などを引き起こすとされているからです。

なかでも痛風は、激烈な痛みの痛風発作に襲われるため怖れられていますが、高尿酸血症の人がすべて痛風になるかというと、そうではありません。恒常的に尿酸値が高い人のなかにも、痛風にならない人がかなりいるのです。逆に、尿酸値が低くても痛風になる人もいます。

実は、痛風という病気はかなり曖昧で、同じ尿酸値でなぜ痛風発作を起こす人と起こさな

い人がいるのか、その仕組みはまだよくわかっていません。したがって、尿酸値が基準値より高かったとしても、イコール痛風というわけではなく、何の症状も出ていないのであれば薬を飲む必要はないのです。

尿酸値を下げるより、生活習慣を変える

高尿酸血症で問題なのは、痛風発作の痛みというよりはむしろ、自覚症状がないまま進行する腎障害だとされています。そのため、腎臓に尿酸が溜まって腎障害を引き起こすのを予防する意味でも、薬を飲むように言われます。しかし、尿酸値を下げる薬もまた、対症療法でしかありません。

尿酸値を下げる薬には、尿酸の生成を抑える薬と尿酸の排泄を促す薬がありますが、どちらも数値を下げるだけで、根本的な解決にはならないのです。そのため、一度飲み出したらずっと飲み続けなければなりません。しかも、腎不全の増悪《ぞうあく》や肝機能障害、中毒性表皮壊死症、溶血性貧血、アナフィラキシーなど、重大な副作用もあります。

尿酸値には、遺伝的要素も絡んでいますが、食事や飲酒、運動、ストレスなど、生活習慣

が大きく影響します。食生活では、肉は尿酸値を上げ、野菜は下げるとされています。早食い、大食い、肥満の人は尿酸値が高くなりやすいとも言われます。アルコールは、代謝されるときに尿酸値が上がるため全般的によくないのですが、特にビールはプリン体が多く、よくないとされています。激しい運動やストレスも尿酸値を高めます。

ですから、まずは、生活習慣の見直しから始めましょう。ストレスになるほど厳しく摂生するのは逆効果ですが、食事はバランスよく、よく噛んでゆっくり食べる、アルコールを飲み過ぎない、積極的に水分を摂る、ウォーキングなどの有酸素運動をする、ストレスを溜めない、といったことが大事です。

尿酸値が高いからといってすぐ薬を飲むのではなく、腎機能などに異常がないなら薬は飲まずに、まずは生活習慣を見直すこと。腎機能が低下したりしている場合は、薬を飲むのも致し方ないと思いますが、薬に頼りきってしまわずに、並行して生活習慣を改善することが大事です。そうすることで、一生薬を飲み続けることにはならずに済むはずです。

13　湿布をやめる

湿布もたくさん貼れば内服薬と同じ

慢性的な肩凝りや腰痛に悩まされていて、毎日のように湿布を貼る人がいます。お年寄りのなかには「一度に10枚ぐらい貼る」という人もいて、よく寒くならないなあと思いますが、それよりも問題は、湿布薬も内服薬と同じように体内に吸収されることです。

湿布は外用薬ですし、患部に直接貼るため、そこにだけダイレクトに効いているような気がしますが、決してそうではありません。「経皮吸収」といって、皮膚から成分が吸収されて、吸収された成分は血流に乗って身体中を巡ります。大量に貼れば、外用薬であっても内服薬と同じ作用を及ぼすのです。

たとえば、湿布を慢性的に使用しているために、胃を痛めている人がいます。これは、湿布の成分である消炎鎮痛剤が胃を荒らすため。胃に痛みや不快感があっても、まさか湿布のせいだと気づかないことが多いかもしれませんが、「実は湿布のせいだった」ということもあるのです。
しかも、内服薬であれば「1日3回食後に、1回1錠」などと用法・用量が細かく決められているため、患者の側もそれを守ります。ところが湿布は、一応の目安はあるものの、飲み薬のように細かく用量が定められていません。そのため、ここも痛い、あそこも痛いと、あちこちにベタベタ貼ってしまう人がいるのです。

確かに湿布を貼ると、一時的に肩凝りや腰痛は軽減します。けれども、凝りや痛みが外傷によるものでない限り、湿布で治すことはできません。肩凝りや腰痛の多くは、**姿勢や歩き方などの生活習慣がもとで起こっているからです**。これを治すには、正しい姿勢や歩き方を身につける、血行をよくするなど、生活習慣や体質を改善しなければいけないわけです。

ただ、どうしてもつらいときもあると思います。そのようなときは湿布薬を貼る代わりに、患部が炎症を起こしている場合は濡れタオルや氷水で冷やす、炎症が治まっていたらカイロで温めるなど、物理的な方法で対処するとよいでしょう。

処方薬を人にあげてはダメ

私がまだ白衣を着ていた頃、よく目にしたのが、大量に湿布を出してもらうお年寄りです。どう考えても１人では使用しきれない量で、家族や親戚、友人知人にあげていることは明白です。なかには窓口で「溜めておいて、孫が来たらあげるんだよ。サッカーやってるから喜ばれるんだ」とか、「旅行に持って行くと、みんなに重宝がられるから」などと言う人もいました。

罪の意識など微塵もないのですが、処方薬は本来、処方された人しか使用してはいけません。だいいち、いくら湿布とは言え、人によっては副作用が出ないとは限りません。よくある副作用では、かぶれることがありますし、先ほど述べたように胃が悪くなることもあります。もしも、自分のあげた湿布で副作用が出てしまったら、親切があだになってしまいます。

これは湿布薬に限らず、胃薬、痛み止めなど、すべての処方薬に言えることです。

14　消毒薬をやめる、うがい薬をやめる

消毒して絆創膏を貼るのは逆効果

転んで膝を擦りむいたり、包丁で指を切ったりしたら、あなたはどうしますか？

オキシフルやマキロンで消毒して絆創膏を貼る、という人が多いと思います。傷口を消毒すると痛いけれど、シュワシュワと泡が出たりすると、いかにもバイキンを殺してくれているようで頼もしい気がしますよね。でも、実はこれ、逆効果なのです。

なぜかというと、**消毒薬はバイキンだけでなく、傷を治すために身体が出した免疫細胞も殺してしまうから。**消毒すると、かえって治りが遅くなるのです。しかも絆創膏を貼ると、ガーゼが免疫細胞を含んだ体液を吸収して、傷口が乾燥してしまいます。そして、絆創膏をはがすときに、かさぶたまではがれてしまいます。

したがって今は、擦り傷や切り傷、軽いヤケドなどは、砂やホコリを水でよく洗い流し、その上にラップをかけるのが正しい手当とされています。ラップをかけるのは、免疫細胞を

たっぷり含んだ体液をその場に留めるため。ガーゼや包帯のように、体液を吸収してしまうことがないからで、これを「**湿潤療法**」と呼びます。また、かさぶたは血を止めて、新しい皮膚ができるまでバイキンの侵入を防ぐためのもの。これをはがしてしまうと、せっかく治りかけた傷がまた元に戻ってしまいます。

要するに、自分自身の自然治癒力で傷が治るのを待つわけです。ところが今でも、病院によっては傷口を消毒して、抗生物質を塗って、包帯を巻くところがあります。

もし、ひどい傷でないなら、ご自身で湿潤療法を試してみて下さい。治りの早さに驚くと思います。

冬になると皮膚科が混むのは、ウイルスのせい?!

うがい薬もまた、消毒薬と同様です。せっかくある自分自身の免疫細胞を、殺菌することで殺してしまいますから、よくありません。うがいは水ですれば充分です。また、手洗いは水か、石けんを使うなら洗浄力があまり強くないものにします。

私たちの皮膚は、弱酸性の皮脂膜に覆われることで、細菌やカビからガードしています。

細菌やカビは、酸に弱いものが多いからです。ところが石けんはアルカリ性ですから、石けんで洗うと皮脂膜がとれて、皮膚がアルカリ性になってしまい、ガードが効かなくなります。皮膚が健康ならば、しばらくすればまた弱酸性に戻りますが、強い石けんを使ったり、何度も石けんで洗ったりすると、皮脂膜が回復しにくくなってしまうのです。

日本人はきれい好きだとよく言われますが、私は「きれい好き」というよりも「**殺菌好き**」、あるいは「**除菌・殺菌中毒**」だと思います。たとえば、丸いシャーレに入った培地に手を押し付けて、細菌を培養して見せるテレビＣＭがあります。何日か経つと、片方は一面に細菌が繁殖して真っ白になっているのに、もう片方は１つか２つしか細菌のコロニーができていないので、「我が社の製品を使えば、こんなに除菌できます」というものです。「すごい、こんなにきれいになってる!」と思ってしまいがちですが、果たしてこれは、よいことなのでしょうか?

私たちの皮膚には、腸の中と同様に常在菌がいます。腸内細菌には、「善玉菌」と「悪玉菌」、普段は善玉で場合によって悪玉になる「日和見《ひよりみ》菌」がありますが、皮膚も同様です。皮膚の代表的な常在菌には、皮膚ブドウ球菌（善玉菌）、アクネ菌（日和見菌）、黄色ブドウ球菌（悪玉菌）などがあって、健康な皮膚には善玉菌が多いのです。

それなのに、培養してもコロニーができない状態とは、どういうことでしょうか？　悪玉菌だけでなく、善玉菌も日和見菌も、すべて除菌されてしまったということでしょう。健康な皮膚であれば、排除された細菌のほとんどは善玉菌で、コロニーができないのは非常に由々しきことなのです。

また、冬になってインフルエンザやノロがはやると、皮膚科が混むという現象があります。ビルや飲食店などの入り口に殺菌ジェルが置かれるため、あちこちで手を消毒してしまい、皮膚がガサガサになり、慌てて皮膚科に駆け込むわけです。これでは、殺菌をしたつもりがかえって皮膚のバリアーを壊し、細菌やウイルスが入り込みやすい状態にしてしまいます。

予防するなら物理的方法がいいことはいいが……

そのほかにも、除菌シートをいつも持ち歩いていて、しょっちゅう手や顔を拭いている人もいます。けれども、除菌シートに使われているのはほとんどが化学合成された薬品です。それで顔を拭くなんて……。皮膚のバリアーが壊れるだけならまだしも、化学合成された異物が皮膚に入り込むかもしれないと思うと、他人事ながらハラハラします。

細菌やウイルスへの感染を予防するなら、殺菌という化学的な方法ではなく、物理的な方法がいいと私は思います。たとえば、トイレに行ったら便座の蓋を閉めてから水を流す。こうすることで、周囲に飛び散る細菌やウイルスの量が激減します。さらに、手を洗ったあとは温風乾燥機を使わない。手に細菌やウイルスがついていたら周り中に飛散させてしまいますし、先に使った人の手に細菌やウイルスがついていたら、それをもらってしまいます。

ただ、物理的な方法で防げるものは防いだ方がいいとは言うものの、果たしてここまでやる必要があるのかどうか、と思うこともあります。以前見たテレビ番組のなかで、ノロウイルスは吐瀉物からも感染が広がるから、子どもが吐いたら、お母さんは片づける前にマスクをして、眼鏡をして、帽子を被って、足にもスーパーの袋を履いて、と言っていたのです。

ノロウイルスは、感染力は強いのですが、威力自体はさほどでもありません。元気で免疫力のある人は、うつったとしても大したことにはならないのです。まず大切なのは、子どものウイルスをもらわない免疫力の持ち主であること。もしうつってしまったとしたら、「自分は免疫力が落ちているんだ。疲れているんだ」と思って休むことが大切です。

15　目薬をやめる

ドライアイ対策の目薬がドライアイを作る

目薬を頻繁に差す人がいます。パソコンを使って仕事をしたりすると、確かに目が疲れますし、乾いてもきますから、差したくなる気持ちはわかります。製薬会社も、「デジタル疲れに効く」とか「角膜修復・保護成分最大濃度配合」「つらい眼精疲労に」などと、あの手この手で訴えかけてきますし、差せばそのときは爽快感が広がります。

ただ、頻繁に目薬を差し続けていると、ドライアイがよけいひどくなってしまいます。というのは、これまでにも登場しましたが、人の身体は何かを外から補い続けると、自分でそれを作らなくなってしまうからです。涙も例外ではありません。

ドライアイ、すなわち涙が充分に出ない状態は、自己免疫疾患や目の手術に伴うケースもありますが、そのような重篤な場合を除けば、ほとんどが環境要因によるものです。

エアコンをつけていると、ただでさえ部屋が乾燥して目が乾く上に、パソコンやスマホなどの画面を見ていると、瞬きが減ってさらに目が乾きます。コンタクトレンズを長時間使うことも、目の乾きを助長します。涙は副交感神経優位のとき、つまりリラックスしたときによく出て、緊張したときにはあまり出ませんから、仕事中は基本的にあまり涙が出ず、目が乾きます。また、夜型の生活や運動不足、ビタミン不足などもドライアイに関連すると言われています。

頻繁に目薬を差すのはよくないとは言え、ドライアイを放っておくと、目がショボショボするだけでなくさまざまな悪影響があります。まず、目の表面の細胞が乾燥して傷つき、細菌などの異物が侵入しやすくなります。涙は目の表面の組織に栄養や酸素を供給していますから、栄養不足、酸素不足になります。さらに涙は、角膜の表面のデコボコを潤し、滑らかな曲線にする役目を果たしていますから、涙が不足するときれいな画像を脳に送ることができません。

では、どうすればいいのでしょうか？

目が乾くのは、「目を酷使していますよ」とか、「ストレスが溜まっていますよ」「生活習慣がよくありませんよ」という警告だと思いましょう。すると、解決法が見えてきます。目が疲れている人は、目を休ませること。ストレスが溜まっている人は、目だけでなく心も休ませることがだいいちです。そして、エアコンを使うときは加湿器を使う、夜はできるだけ早めに寝る、適度な運動をする、野菜や果物、豚肉などをきちんと食べてビタミン不足にならないようにする、といった生活が大事です。

どうしても目がつらいときは、**薬に頼るのではなく、温かいおしぼりを載せてしばらく目を閉じているなど、物理的な方法を採りましょう。**血行をよくすると、涙の出もよくなります。

16　漢方薬をやめる

西洋薬はダメでも、漢方薬はいい？

薬は化学合成された異物だから、安易に飲まないでほしいという話をすると、「そうですよね。だから私は漢方薬を飲んでいます」という人がかなりいます。

確かに、石油由来の西洋薬よりは、天然由来の生薬である漢方薬の方がいいと思います。

けれども、漢方薬だから安全かと言えば、そうではありません。ソバや小麦など、ごく当たり前の植物でさえアレルギーを起こす人がいるのです。まして漢方薬は、自然界にある植物などがもとになっているとは言え、それを煮詰めて有効成分を何十倍、何百倍という濃さにしたものです。それを身体に取り込むのですから、体質に合わないケースがあることはもちろん、重篤な副作用が出ることもあります。

たとえば、肝炎や胃炎、カゼやぜんそくなどに使われる小柴胡湯《しょうさいことう》は、吐き気や食欲不振、むくみ、血圧上昇などのほか、まれにではありますが間質性肺炎を引き起こすことがあります。間質性肺炎は、肺が徐々に硬くなり、やがて呼吸ができなくなるという、治療困難な病気です。カゼや花粉症によく使われる小青竜湯《しょうせいりゅうとう》は、長期間服用すると不眠や動悸、血圧上昇、眼圧上昇、排尿困難などを引き起こすことがあります。

漢方薬だから安心と思ってしまわずに、薬である以上は副作用もあり、何が起こるかわからないと、とらえてほしいと思います。

また、西洋薬と異なり、漢方薬は患者さんの「症状」ではなく、「証」を診て出すものなので、この「証」を正しく判断できないと、せっかく服用してもまったく効かないこともあります。

そもそも病気や症状の原因となっている生活習慣を改めることなく、漢方薬で症状を抑え続けるのは、結局は西洋薬を飲み続けるのと同じです。たとえば、「冷え性でつらいから、身体を温める作用のある漢方薬をずっと飲んでいる」という人がいますが、それで冷え性が治るわけではありません。漢方薬をやめれば、冷え性に戻ってしまいます。

冷え性を治すには、冷たい飲み物をやめる、身体を温める作用のある根菜類を食べる、といった食生活をはじめ、エアコンの効かせ過ぎや薄着、運動不足など、生活全般を見直すことが大事です。**いくら漢方薬でも、生活が変わらなければ、病気や症状を根本的に治すことはできない**のです。

17　抗がん剤をやめる

抗がん剤でがんは治らない

がんは日本人の死因第１位で、２人に１人がかかると言われています。また、がんを告知されてから１年以内の自殺率は健常者の20倍以上というデータもあるほど、いまだに不治の病というイメージが強い病気でもあります。がんと告知されたとたん、「もうダメだ」と悲観してしまう人も多いのです。

がんは確かに恐い病気ですし、亡くなる人も多いのですが、治らない病気ではないと私は思います。なぜならば、がんは自分の身体が作るものですし、安保徹先生によれば、低酸素と低体温が原因の生活習慣病でもあるからです。とすれば、生活習慣を改め、低酸素と低体温を解消すれば、治る可能性はあるのではないでしょうか？　事実、私たちの周りには、さまざまな方法でがんを治した人がたくさんいます。

こう言うと、西洋医学の医師たちには鼻で笑われてしまいそうですが、西洋医学が推奨する三大治療、手術・抗がん剤・放射線でがんが治るのでしょうか。特に抗がん剤は、がんを治すというよりも、正常細胞にまでダメージを与え、免疫力を低下させて、患者さんを徹底的に弱らせてしまいます。

また、手術や放射線も、自分の身体を傷つける治療法です。本来あるべき臓器を切り取れば、人は大きなダメージを受けます。放射線治療は、がん細胞だけでなく周辺の正常細胞も傷つけます。生活習慣病であるがんを、身体を大きく痛めつける三大治療で治そうとすること自体、不自然ではないでしょうか。

とは言え、三大治療を受けたいという人もいると思います。ただ、「医師がそう言うから」

「やれと言われたから」といって受けると、結果がよくなかったときに後悔が残るでしょう。するど、ただでさえ低下している免疫力が、さらに低下してしまいます。

治療を受けるなら、自分で考えて自分で決断することが大事です。自分の意志で受けた治療なら、結果がどうであれ納得できるはずです。それに、「これでよくなる！」と信じれば免疫力が上がりますから、よい結果になる確率も上がるのではないでしょうか。

自分の身体が作ったがんは、自分の身体が治す

がん細胞は、私たちの体内で、毎日数千個が生まれていると言われています。しかし、若いうちにがんを発症することはまれで、50歳を過ぎる頃から罹患率が上昇します。つまり、若くて免疫力が高いうちは、がん細胞ができても免疫細胞がこれを退治してしまうため、がんを発症しないということ。自分の免疫力で、がんは退治できるのです。

その仕組みの中心になっているのが、免疫細胞の一種で常に体内をパトロールしている、NK細胞です。NK細胞だけががん退治にかかわっているわけではありませんが、少なくともNK細胞を活性化させれば、がんが治る可能性は多少なりとも上がるのではないでしょう

か。ＮＫ細胞は、笑うことで活性化することがわかっています。

一方、がん細胞は低体温、無酸素の状態で増殖すると言われています。ストレスや冷え、運動不足などで身体が低体温、低酸素状態になっている人は、がんを発症しやすいのです。であれば、生活習慣を変えて、低体温、低酸素状態を解消することが重要です。

これらのことを考え合わせると、日頃から低体温、低酸素状態にならないようにし、できるだけ笑って過ごすことを心がければ、がんになりにくいということでしょう。難しいことだとは思いますが、がんだと告知されても、低体温と低酸素を防ぎ、できるだけ笑うことが大事です。「もうダメだ」と思い込むと、免疫力が一気に下がってしまい、治るものも治らなくなるからです。

ところで、がんと告知されて、三大治療以外の方法で治った人たちは、実にさまざまな治療法で治っています。キノコ抽出物で治った人もいれば、海藻抽出物で治った人もいれば、温熱療法で治った人もいます。「いったいどれが本当なのですか?」と聞かれることがありますが、私はどれも本当だろうと思います。要は、その人が心底信じること、そして、それまでの生活習慣を改めることで、劇的に免疫力が上がり、がんを自ら治したのだろうと思うからです。

18　新薬をやめる

新薬は、いわばテスト中の薬

病院に行って、「最近出た新しい薬と、前からある古い薬とどっちがいいですか？」と聞かれたとしたら、あなたはどう答えますか？　大多数の人は、「新しい薬がいいです」と答えるのではないでしょうか。

私たちは、新しいものはより進化したもの、よりよいものと思いがちです。実際に家電製品などは、新製品はより性能が高くなっていたり、それまでにない性能がついていたりします。ときにはパソコンやスマホのように、それまでになかったまったく新しい製品が登場することもあります。しかし、**こと薬に関しては、新しいものがいいとは限りません。それどころか、むしろ危険だと思った方がいいのです。**

というのも、新薬とは「その薬を飲んだ人が、まだ少ししかいない」ということだからです。もちろん、新薬として承認されるには、臨床試験をして危険性がないかどうか、効果があるかどうかを確認しています。ところが、発売後に予想もしなかった副作用が起こることがあるのは、タミフルや子宮頸がんワクチンを見ても明らかでしょう。たとえば2015年1月には、「SGLT2阻害薬」という新型の糖尿病治療薬で、因果関係は必ずしも明らかではないものの、皮膚障害、尿路感染症、脱水症などの重篤な副作用があり、10人が死亡したという報道もありました。

それに、新薬は臨床試験をしているとはいえ、何年もの長期間にわたったり、何百人もの人を対象にしたりしているわけではありません。あなたがその薬を何年間も飲み続けた場合、どんな副作用が出るかは、まったく未知数なのです。1年飲んで副作用が出なかったとしても、3年飲んで出ないとは限りません。

その新薬はあなたに有効かもしれませんが、大きなリスクを伴っていることも忘れないでください。

新しい薬は本当に新しいのか?

ではなぜ、医師は新薬を勧めるのでしょうか?

薬の価格は、２年ごとに開かれる薬価審議会で見直され、見直されるたびに下がっていきます。そのため、製薬会社は新薬を開発しないと利益を確保できないのですが、新薬の開発には膨大な費用がかかります。そこで、製薬会社は、開発費を回収するために新薬を必死で売り込み、医師はその言葉を信じて「これは新しくていい薬だから」と処方するのです。

ところが、そのようにして開発された新薬が、本当に新しいかというと、そうではありません。なかには、データ改竄《かいざん》が後で発覚するような悪質なケースもありますが、そうでなくとも、一般的に使われている薬で、目を見張るほど新しい効果のある薬はほとんどないのです。

薬には、化学構造のまったく新しい、新たな効果のある〝ピカ新〟と、既存の医薬品の化学構造を少し変えただけの〝ゾロ新〟があって、実は新薬の大半はゾロ新なのです。

新薬にかけてみるのも一つの方法ですが、薬頼みの日常を過ごすより、まず、薬に頼らない生活を送ることを考えてみてはどうでしょうか。

19　サプリメントをやめる

レモン100個分のビタミンCが、果たして必要？

健康のために、サプリメントを飲む人が増えています。「外食が多くて野菜不足だから、ビタミンを補給しよう」とか、「膝関節が痛いから、グルコサミンとコンドロイチンを飲もう」等々、理由はいろいろです。どんな理由であれ、身体の声に耳を傾けるのはいいことに違いありませんが、「ならば、サプリメントで」と思うのは、どうでしょうか。

サプリメント愛用者のなかには、「朝食がサプリメント」という人もいるようですが、それでは身体本来の機能が働きません。食事をするときには、目で見たり匂いを嗅いだりして、「おいしそうだな」「食べたいな」と感じることで、身体が準備をします。唾液や胃液が出て消化する態勢が整い、噛むことによって脳に刺激が伝わり、満足感や満腹感が得られるのです。

ところがサプリメントは、おいしそうに見えませんし、匂いもしませんから、身体が食べる態勢を整えることはありません。噛むこともないので脳への刺激もありません。したがって、食事と同じように吸収されることもないでしょう。

また、サプリメントには、特定の成分が凝縮されて大量に入っています。「レモン100個分のビタミンC」とか、「コンドロイチン400㎎配合」といった具合ですが、果たしてそれほどたくさんの成分を摂る必要があるのでしょうか？　というよりも、通常の食事ではあり得ないほどの量を摂って、害はないのでしょうか？　たとえば、抗酸化作用があるとされるβカロテンは、大量に摂ると肺がんや心臓病が増えるというデータがあります。ほかの成分は、大丈夫なのでしょうか。

さらに、特定の成分だけを大量に摂っても、その成分が体内で通常の働きをするかどうかはわかりません。**栄養素は、ほかのさまざまな成分や酵素と互いに作用し合って働くものだからです。**試験管の中で想定通りの働きをしたとしても、試験管内よりもはるかに複雑な体内環境で、同様の働きをするとは限らないのです。

プラセボ効果で、肌の水分量も上がる

でも、世の中には「これを飲んだら関節の痛みが消えた」とか、「お肌の調子がよくなった」などと言う人たちが大勢います。それが気のせいかと言えば、そうではなく、本当に関節の痛みが消えたり肌の調子がよくなったりしたのだろうと、私は思います。

私が代表理事を務める「国際感食協会」の生徒さんで、こんな人がいました。

彼女は、お肌にいいというサプリメントのモニターをしたのだそうです。メーカーでサプリメントをもらって帰って、言われた通りに夜飲んで朝起きたら、なんと、一晩でもう効果が現れてお肌がプリプリ、ツヤツヤ。嬉しくなって、毎日楽しみにしながら飲み続け、モニター期間の2週間が終了。再びメーカーに出向き、肌の水分量とキメを測定したところ、明らかに水分量が増えていて、キメも整っているという結果でした。

「ああ、やっぱり！　このサプリ、いつから発売ですか？　すぐ買います」と言ったところ、担当者は喜ぶどころか、苦い顔。**彼女の飲んだサプリメントはプラセボ、有効成分の入っていない偽薬だったのです。**

要するに、**信じて飲めばプラセボ効果が最大限に発揮されて、本当に体調がよくなることもある**、ということです。ワクチンが効いたとか薬が効いたというのも、その大半はプラセボ効果で免疫力が上がったからだと私は思います。

サプリメントはさらに、長期間飲み続けることで効果が出るとされるものが多いため、その間に自分で何らかの努力をする、ということもあります。彼女も、一晩で肌の調子がよくなったと感じたために、無意識のうちに「もっとよくなりたい」という気持ちが働き、睡眠時間をたっぷりとったり、食事に気をつけたりしたのではないでしょうか。

おそらく、「効くかどうかわからないけれど、飲んでみて」と言われて飲んでも、効果は出ないと思います。だからこそサプリメントには、「これを飲んだら膝が楽になったのよ」とか、「肌がツヤツヤしてきたの」といったクチコミが大事なのです。

サプリメントでは補えないものがある

ただ、たとえプラセボ効果であっても、サプリメントを飲んで何らかの効果を感じると、それに依存してしまうことがあります。「これさえ飲んでいれば大丈夫」と思ってしまうのですが、サプリメントもその多くは薬と同様、化学合成された異物です。飲み続ければ、思わぬ副作用が出ることもないとは言えません。

そもそも、「これさえ飲めばいい」というものは、存在しません。

思い出していただきたいのですが、ちょっと前までは、私たちの身体を作っているのは、たんぱく質と脂質と糖質の「三大栄養素」だと言われていました。それが、ビタミンとかミネラルも必要だとなって、「五大栄養素」と言われるようになり、さらに、昔は食物のカスだと思われていた食物繊維が、本当は大事だということがわかりました。そして今は、ブルーベリーのアントシアニンやトマトのリコピンなど、植物に含まれる栄養素、フィトケミカルも重要だと言われるようになりました。

科学が発達するにつれて、それまでは知られていなかったものや、働きがわからなかったものに大切な役割があるということがわかってきたのです。ということは、食物には、まだ発見されていない重要な栄養素が含まれている可能性が高いということ。サプリメントを何十種類も飲んだとしても、補えないものがあるのです。

サプリメントのなかには、天然由来のものも相当数ありますから、すべてが化学合成品というわけではありません。けれども、**バランスよく食事をすることによってしか摂れない栄**

養素はたくさんあります。したがって、まずはバランスよい食事をすることがだいいちです。

　どうしても栄養素が足りないときには、天然由来のサプリメントを一時的に活用するのもやむを得ないと思いますが、サプリメントはあくまでも〝栄養補助食品〟です。食事の代わりになるものではありませんから、できるだけ速やかに食生活を改善して、サプリメントはやめましょう。

第２章　健康診断編

私たちは、子どもの頃から毎年健康診断を受けているために、年に1回ぐらいは健診を受けるのが当たり前のような気がしています。また、病気を早期発見できれば、それだけ早く治療ができ、健康で長生きできるような気もします。それで職場や自治体の健診を受けたり、もっと詳しく調べたいからと、高いお金を払って人間ドックに入ったりする人もいます。

しかし、本当にそうでしょうか。健診を受ければ、健康で長生きできるのでしょうか？実は、健診を受けたことで、かえって健康を損なってしまうことがあります。さらに、健診そのものが危険なこともあります。

ここでは、「**健康診断をやめる**」ことを考えてみましょう。

20　メタボを気にすることをやめる

メタボ健診を実施したら、病人が激増した！

あなたは、メタボ健診を受けていますか？

あなたが40歳以上なら、毎年「特定健康診査・特定保健指導（通称メタボ健診）」のお知らせが来ていると思います。それまで市区町村が実施していた一般的な健康診断が、２００８年４月からはメタボ健診に変わったのです。

そのおかげかどうか、今や日本人で「メタボリックシンドローム（通称メタボ）」という言葉を知らない人はいない、と言っても過言ではないでしょう。けれども、なぜメタボ健診が実施されるようになったのか、ご存知でしょうか？

メタボのもとになったのは、１９８９年にアメリカで提唱された「死の四重奏」という概念です。死の四重奏と言われるとものすごく恐い感じがしますが、「上半身肥満・高血圧・高血糖・脂質異常」が合併した状態をさします。この４つが合併すると、心筋梗塞や狭心症などの冠動脈疾患を起こす危険性が高くなることから、こう名付けられたのです。

一方、日本では１９５５（昭和30）年頃から、がんや脳卒中、心臓病、肥満、高血圧、高血糖、脂質異常などを、加齢とともに発症する危険性が高くなることから、「成人病」と呼ぶようになりました。ところがその後、これらの病気や症状には生活習慣の積み重ねが大きく影響することがわかり、さらに未成年でも糖尿病を発症したりするケースが増えたため、１９９７年頃からは「生活習慣病」と呼ぶことになりました。

さらに、医療費を抑えるには生活習慣病予防が大事だと、厚生省（現・厚生労働省）が2000年から「健康日本21（21世紀における国民健康づくり運動）」というプロジェクトを開始。死の四重奏を参考にして日本独自に定められたのが、メタボリックシンドロームの診断基準でした。

つまりメタボとは、生活習慣病予防のために定められた基準であり、基準値を超えている人には生活習慣を見直すサポートをするというのが、メタボ健診の目的なのです。ところが、蓋を開けてみれば基準値はサポートの目安ではなく、病気かそうでないかの線引きのための数値と化してしまいました。医療費を抑えるどころか、**健診によって〝病人〟が大量に作られ、医療費はますます高騰したというわけです。**

根拠のない基準値で「メタボ」の烙印を押される

メタボリックシンドロームとは、内臓脂肪が蓄積することで血圧、血糖値、コレステロールや中性脂肪が高くなり、生活習慣を改善しないと心筋梗塞や脳卒中などが起こりやすくなる状態をさします。メタボ健診の基準値は、以下の通りです。

・腹囲（ヘソ周り）が男性85㎝以上、女性90㎝以上、かつ以下の3項目のうち2項目以上に該当する場合
・高血圧：収縮期血圧130㎜Hg以上、かつ／または拡張期血圧85㎜Hg以上
・高血糖：空腹時血糖110㎎／dl以上
・脂質異常：中性脂肪150㎎／dl以上、かつ／またはHDLコレステロール40㎎／dl未満

この基準値を見たとき、私が最初に思ったのは「無理があるなあ」ということでした。個人差がまったく勘案されていないからです。

たとえば、40歳の人と60歳の人とでは、脂肪のつき方が違います。年を取れば、おなか周りが太くなるのは当たり前なのです。それに、おなかが太いからといって、それが内臓脂肪のせいかどうかは、わかりません。皮下脂肪がついているだけかもしれないのです。

また、**身長が150センチの人と180センチの人では、身体の太さが違って当然です。**180センチの人が、150センチの人と同じ胴回りだったら、むしろそちらの方が問題で

はないでしょうか？

もう一つ問題があります。そもそもこの基準値は、「生活習慣を見直すサポート」をするためのもので、病気を未然に防ぐことを目的にしています。そのため厳しく設定されていますし、この基準値を超えたら即病気ということではないのです。それなのに、メタボ健診が実施されたことで、**〝メタボリックシンドロームという病気〟の人を大量に生むことになってしまいました。**

そして、大勢の人が薬を飲むことになりました。本来ならば、基準値を超えた人には、医師が「生活習慣を見直すサポート」をしないといけないのですが、医師が栄養指導や生活指導をしても、診療報酬点数がほとんどつかないのです。そのため多くの医師は、「生活習慣を改めてください」とか「少しやせましょう」などと多少の助言はするものの、あとは「軽い薬を出して様子を見ましょう」などと言って薬を出してしまうのです。

というわけで、もしもあなたが「メタボです」と言われたとしても、それは根拠がはっきりしない基準に基づいた診断であって、即薬を飲まなければならない、ということではありません。降圧剤など、生活習慣病の薬は一旦飲み出したらやめるのが難しくなりますから、本当に飲む必要があるかどうかを、自分でじっくり考えてから判断してください。

21　基準値にこだわることをやめる

高血圧は収縮期１３０以上？　それとも１４７以上？

２０１４年４月に、医療界でちょっとした騒ぎが起こったのをご存知でしょうか？　このとき発表された『日本人間ドック学会と健保連による１５０万人のメガスタディー』という報告書が、騒ぎの発端でした。

人間ドック受診者１５０万人分のデータから、健康人を選び出してそのデータを解析したところ、血圧やコレステロールなどの値が、これまで基準値とされていたものと大きく食い違っていたのです。

たとえば血圧は、日本高血圧学会が「収縮期１３０㎜Hg未満、かつ拡張期85㎜Hg未満が正常域」と定めていて、健診でもこれが基準値とされています。それに対して、日本人間ドック学会が出した数値は「**収縮期１４７、拡張期94までが基準範囲**」というもの。

コレステロールも、日本動脈硬化学会では「ＬＤＬコレステロール１４０㎎／dl以上は高コレステロール血症、120～139は境界域高コレステロール血症」としていて、健診でもこの値が基準値となっています。それに対して、日本人間ドック学会では「72～178が基準範囲」（男性）としています。**女性の場合は年齢差があって、「30～44歳：61～152」「45～64歳：73～183」「65～80歳：84～190」が基準範囲です。**

いずれにしても日本人間ドック学会の数値は、これまでの基準値を大きくはみ出しているわけですが、それが当然と言えば当然のような気がします。

そもそも、私が薬剤師になった頃、収縮期血圧の基準値は「年齢プラス90」でした。60歳なら60＋90ですから、150でよかったのです。それを一律130にしてしまったことが、おかしいのではないでしょうか。基準値を下げれば病気の人が膨大に増え、薬がたくさん売れるし病院も儲かるからだろうか、と勘ぐりたくなりますね。

コレステロール値は、今はLDLコレステロール、HDLコレステロール、中性脂肪と3種類に分けてそれぞれ基準値が定められていますが、以前は総コレステロール値で測っていました。当時、総コレステロール値は220未満が正常とされていましたが、国民健康・栄養調査の対象者1万人の14年間にわたる追跡調査や、大阪府八尾市における1万人の11年間にわたる追跡調査では、**総コレステロール値２４０〜２６０の人が最も長生きという結果が出ていました。**

さらに茨城県では、コレステロール値とがんの因果関係を、40〜79歳の９万６０００人を５年間追跡して調べるという、大規模調査が行われました。結果は、がんによる死亡はコレステロール値１６０未満で最も多く、２４０以上で最も少ないというものでした。

今回の日本人間ドック学会の報告では、総コレステロール値も調べられています。それによれば、**男性の基準範囲は上限２５４。女性は年齢差があり「30〜44歳：２３８」「45〜64歳：２７３」「65〜80歳：２８０」が上限。**国民栄養調査の対象者や八尾市、茨城県などの調査結果と合致する数値です。

ただし、日本人間ドック学会の数値に対しては、「１回の人間ドックで健康人と判定した人たちのデータを解析した〝現状型〟であり、将来どうなるかについてはまったく検討されていない」という批判もあります。日本高血圧学会や日本動脈硬化学会の数値は、将来病気を発症する危険性を考慮した上での数値、と主張しているわけです。

身長140センチの人と190センチの人は同じ？

日本人間ドック学会の数値が出てから、「収縮期血圧が145なんですが、降圧剤は飲んだ方がいいんでしょうか、やめてもいいんでしょうか」といった質問をよくされます。そんなとき、不安を感じている方たちには申し訳ないのですが、私は「わかりません」とお答えしています。人には個人差がありますから、基準値の範囲内に収まっていればいいとか、はみ出したらダメというわけではないのです。数値はあくまでもある程度の目安でしかなく、それは日本人間ドック学会の数値も同様です。

たとえば、**身長140センチの人と190センチの人では、血圧が違って当たり前です。**190センチの人の方が、心臓からより遠く、より高いところまで血液を押し出さなければならないからです。けれども基準値は、どちらも130。メタボ健診で測る腹囲にしても、身長が190センチある人なら85センチなんて超えて当たり前です。では、その人はメタボなのでしょうか？　そうではありませんよね。

ところが、基準値をはみ出していると「高血圧です」とか「脂質異常です」と言われて、薬を処方されてしまいます。もしも身長を変えられる薬があったなら、きっと身長にも基準値が設けられて、薬が処方されるのではないでしょうか。「あなたは１８０センチですね。基準値は１７０センチですから、身長を下げる薬を出しましょう」といった具合です。今のところ、変えられる薬がない身長は「個性」として受け止められていますが、変えられる薬のある血圧やコレステロール値は、個性であっても「病気」にされてしまうのです。

まだ私が白衣を着ていた頃、収縮期血圧が１６０あり、ずっと降圧剤を飲んでいる患者さんがいました。窓口で薬を渡す際に、いつものように「お薬を飲んでいて、変わったことはありませんか？」と尋ねると、あるとき「この薬を飲むようになってから、身体がだるくて仕方がない。朝はなかなか起きられないし、午前中は仕事にならない状態で……」と言ったのです。その患者さんは、血圧が１６０あるときは特に不調を感じていなかったそうで、血圧を基準値まで下げたことで具合が悪くなってしまったのです。

健診の基準値は、あなたの身体を追跡調査して出したものではありません。各学会が便宜上決めた数値にすぎませんから、それに一喜一憂することなく、自分の身体の声に耳を傾けて、その声に正直になってほしいと思います。基準値をはみ出していても、それが自分にとって快適な状態なら、それでいいわけです。反対に、すべてが基準値内に収まっていても、「具合が悪い」と感じるなら、どこかに不調をきたしているのです。

病院に行くと、基準値に自分を合わせるよう求められますが、本当に大事なことは自分なりの基準値を見つけることでしょう。数値を気にするのであれば、自分の基準値を気にした方がいいですよね。そして、もしも自分なりの基準値を大幅に外れることがあったら、そのときが病院に行くべきときではないでしょうか。

22　健診・人間ドックをやめる

〝許可してもらう〟ために受けるのは逆効果

「そんなにお酒を飲んで、タバコも吸って大丈夫なの?」とか、「睡眠不足で、食事も不規則で平気?」と尋ねると、「大丈夫。こう見えても、検査結果は全部Aだから」とか「年に2回人間ドックに入っているから平気」などと答える人がいます。

　本当に、大丈夫なのでしょうか?

私としては、「不摂生な生活をしているけれど、この通り正常値なのだから、今までと同じ生活を続けていてもいいんだ」と、いわば不摂生な生活を〝許可してもらう〟ために健診や人間ドックを受けるなら、受けない方がいいと思っています。

健診結果が基準値内に収まっていても、不摂生な生活を続けていれば、必ずどこかに負荷がかかっています。人間はスーパーマンではないのです。それに、身体の不調がすべて数値としてとらえられるわけではありません。今の検査技術では測定できないことも、たくさんありますよね。数値に表れないのは、むしろ数値に表れるよりも恐いことで、知らないうちに何か深刻なことが進行している可能性もあるわけです。

また、健診があると聞くと、「本当は毎日飲むけれど、２、３日お酒をやめておこう」とか、女性の場合は２週間ぐらい前から「ダイエットをしなくちゃ」などという人がいます。肝機能の数値が悪いとお酒が飲めなくなるとか、体重が多いと恥ずかしいという理由でしょうけれど、これもどうでしょうか。

肝機能の数値がよくても、それが健診前の禁酒のおかげなら、いずれ肝機能は低下します。２週間ダイエットすれば、体重や腹囲だけでなく、血糖値などさまざまな数値も下がります。健診に備えることで身体のサインを見落としてしまいますから、健診を受けるのであれば、あらかじめ備えたりしない方がいいのではないでしょうか。健診を受けるのは、不摂生な生活を許可してもらったり、数値に一喜一憂したりするためではなく、自分の生活を見直すきっかけにするためだと思うからです。

私自身は、健診も人間ドックも受けません。一つには、身体の不調を感じていないからです。そしてもう一つは、数値がどうであれ、今の生活習慣を大きく変えることはないだろうと思うからです。できるだけ自然治癒力を高める生活を心がけていますし、今の生活で、心身ともに快調です。であれば、健診を受けても意味がないと思うのです。

健診を受けても、病気の罹患率も死亡率も下がらない

日本では、国民皆保険のためか、実に多種多様な検査が行われています。たとえばメタボ健診では血圧、血糖値、血中脂質、肝機能などを調べますし、そのほかに肺がん、胃がん、大腸がん、乳がんなどの各種がん検診や、骨密度検査なども、その多くが自治体の補助で行われています。お金を出して人間ドックに入れば、さらに詳しい検査をたくさん受けられます。

けれども、これほど健診好きな日本人には残念な話なのですが、「健診には病気を防いだり治したりする効果はない」というのが、世界的な評価のようです。たとえば、２０１２年に国際研究グループのノルディックコクランセンターが発表したレポートでは、「**一般健康診断は、病気の罹患率と死亡率のいずれの低下にもつながっていない。それは心血管疾患やがんによるものをはじめ、すべての病気について同様だった**」と結論づけられています。

ただ、健診に病気を予防したり治したりする効果がなくても、「健診を受けないと不安だ」という人は、受けてもかまわないと私は思います。健診結果に異常がなければ、「ああ、私は健康なんだ」と安心することができますし、**健康だと思うことで免疫力が上がることもあるからです**。「病は気から」と言いますが、人間には確かにそういう面があって、自分は健康だと思えば健康でいられるのです。

けれども、なかには受けると危険な検査もあります。レントゲンやＣＴ、ＭＲＩのような、放射線や電磁波に被曝するものです。詳しくは次の「がん検診をやめる」で述べますが、半年ごとに人間ドックに入ってＣＴ検査を受けたりするのは、がんを見つけるつもりが、実はがんになりに行っているようなものかもしれません。

健診や人間ドックを受ける際には、どのような検査が実施されるかをきちんと見て、危険な検査はやめるなどの対策を講じた方がいいのではないでしょうか。

23　がん健診をやめる

がん検診が、がんになる可能性を高める

日本では、バリウムを飲んでレントゲン撮影をするお馴染みの胃がん検診から、マンモグラフィーによる乳がん検診、さらにＭＲＩ（磁気共鳴画像）やＣＴ（コンピュータ断層撮影）、ＰＥＴ（陽電子放射断層撮影）を使うものまで、多種多様ながん検診が実施されています。さらに、「早期発見・早期治療ががん死を減らす」として、乳がんのピンクリボン運動をはじめ、受診率を上げるためのさまざまなキャンペーンも展開されています。そのため、40～69歳の人の受診率は胃がん、大腸がん、肺がんともに約４割に上ります。

あなたはどうでしょうか。毎年がん検診を受けていますか？　それは、検診をマメに受ければ受けるほど早期発見できて、がんで死ぬ可能性が低くなると思うからでしょうか？　確かに、検診でがんが見つかって治療を受け、その後元気に暮らしている人もいます。けれど

も、頻繁に検診を受けるのはやめた方がいいと、私は思います。その理由の一つは、**がん検診そのものが危険だからです**。

がん検診には多くの場合、放射線や電磁波が使われます。レントゲンやＣＴ、マンモグラフィー、ＰＥＴなどは放射線を使う検査ですから、検査を受けるとは放射線に被曝することであり、頻繁に受ければ当然発がんの危険性が高まります。

ＭＲＩは電磁波であり、放射線ではないから安全だと言われていますが。しかし、本当にそうでしょうか？　何の影響もないかどうかは、何年も経ってみないとわからないのではないでしょうか。もしかしたら、20～30年後にがんになる人が劇的に増え、「そういえば、ＭＲＩ全盛期に検査を受けた人たちだ」となってもおかしくないと、私は思います。

また、ＣＴやＭＲＩなどの検査機器は、年々精度が高まっています。より細かく精密に画像が撮れるようになっているのですが、細かいということは、それだけたくさん放射線や電磁波を浴びるということです。身体を10枚の輪切りにされるより、１００枚の輪切りにされる方が被曝量が多いのは当然です。「今度、新しい機械が入りました。とてもきれいに撮れますよ」などといわれると、「身体の状態が前よりよくわかるんだ」と嬉しくなる人もいると思いますが、私は恐いと思います。

また、「忙しくてストレスの多い生活をしているから、半年に1度の人間ドックだけは欠かさない」などと言う人がいますが、それはかえってリスクが高いと思います。普通では浴びない量の放射線を浴びてしまいますし、人間ドックを受けたからといってがんにならないわけでもないからです。

実際に、とても忙しいビジネスマンで、仕事もお酒も減らせないからと、半年に1度人間ドックに入っていた人がいましたが、その人はがんが見つかってから半年経たずに亡くなってしまいました。果たして、半年ごとに人間ドックに入っていた意味があるのかどうか……。

おそらく、その人のするべきことは、思い切って仕事を減らし、身体を休めることだったのではないでしょうか。がん検診が、がんから人を救ってくれるわけではないのです。

リスクが高いのに、誤診も多い

がん検診には、**放射線や電磁波を浴びるという身体的なリスクだけでなく、精神的なリスクもあります。**

私の知人で、激やせした女性がいました。もともとふっくらしていて、ダイエットしたいと言っていたので、「ダイエットしたの?」と聞いたところ、「違うのよ。結果としてはダイエットになったんだけどね」と言います。彼女はがん検診で「胃に影がある」と言われて、そのとたん、まったく食事が喉を通らなくなってしまったそうです。

食事が喉を通らなくなれば、当然やせます。それで、ますます「自分はがんだ」と思ってしまい、がんだと思えばさらに食事が喉を通らなくなり、またやせるという悪循環。食べないからやせるのに、がんだからやせると思い込んでしまったのです。こんな状態が続けば、免疫機能が極度に低下してしまい、何でもなかったのに、本当にがんができてしまうかもしれません。

彼女の場合は笑い話で済みましたが、がん検診には何でもない影で要再検査になることもあれば、見落としもあります。要するに誤診が多いのです。

たとえばＰＥＴは、全身を一度に見られるために、人間ドックのがん検診オプションとして実施するところが増えている検査です。これは、ブドウ糖によく似たＦＤＧという物質に放射性同位元素をつけた薬剤を静脈注射して、放射性物質が全身に回った頃を見計らって断層撮影するというもの。本来はがんの転移状況などを調べるために使われる方法です。がん細胞はブドウ糖をエネルギー源としていて、正常細胞の何倍ものブドウ糖を取り込むため、

ＦＤＧが多く集まるところを探せば、がんがどこにあるかわかるのです。

ところが、ブドウ糖をたくさん取り込むのはがん細胞だけではないため、しばしばがんでないところにＦＤＧが集まることがあります。静脈に放射性同位元素を入れるという危険な検査であるにもかかわらず、誤診があるのです。

そこで、ＰＥＴとＣＴを組み合わせたＰＥＴ／ＣＴ検査という方法もあります。検査の精度を上げるためとはいえ、身体の中と外の両方から放射線に被曝するのですから、その危険度はいったいどれくらいなのでしょうか。


また、日本では乳がん検診が無料の自治体も多く、マンモグラフィーによる検査を受ける女性がたくさんいます。けれども、マンモグラフィーもまた、被曝量がとても多いのに誤診が多い検査です。

日本乳癌学会は、被曝量は自然界の放射線レベルと同じくらいだから心配ないとしていますが、胸部レントゲンと違ってマンモグラフィーは、乳房に集中的に放射線を当てます。そのため、マンモグラフィーの被曝量は胸部レントゲンの１０００倍にもなるという見方もあります。

一方、日本人は一般的に、欧米人のように乳房が大きくありません。そのため、触診によってがんを発見するのが容易です。自分で触ってみるだけで、しこりがあるかどうかが簡単にわかるのです。しかも、乳腺の数は乳房が大きくても小さくてもあまり違わないため、乳房の小さい日本人は乳腺の網目が密です。つまり、マンモグラフィーでは、がんがあっても乳腺に隠れてしまって、見えにくいのです。

がんがあれば触診で容易に発見でき、マンモグラフィーは誤診も多い。しかも被曝量がとても多い。それなのに、日本ではマンモグラフィーに年齢制限がないため、若い女性も検査を受けます。これから授乳をする乳腺に、大量の放射線を浴びせることになるのです。せめてアメリカ並みに、マンモグラフィーの適用は40歳以上とした方がいいのではないでしょうか。もちろん、40歳以上の人でも、マンモグラフィーを受ける必要はないと思いますが。

ピロリ菌がいても、がんになるわけではない

ピロリ菌は、胃がんの原因になると言われているため、ある程度の年齢になるとピロリ菌検査をして、菌がいたら駆除するのが当たり前のようになっています。いったいどれくらい

の人がピロリ菌を持っているかというと、日本人全体では約50％、50歳以上の人では約80％という調査結果があります。要するに、とてもありふれた菌だということです。

ところが、50歳以上の人の80％が胃がんになるかと言えば、そんなことはありません。ピロリ菌がいたからといって、全員が胃がんになるわけではないのです。では、いったいなぜ、ピロリ菌を駆除するのでしょうか。本当に、駆除する必要があるのでしょうか？

ピロリ菌を駆除するには、非常に強い抗生物質と、その抗生物質から胃を守る薬を1週間にわたって飲みます。その後4週間経って検査をして、まだ駆除できていなければ、再度薬を飲みます。

第1章でも述べましたが、抗生物質を飲めば腸内細菌もダメージを受け、腸内環境が悪化して免疫力が低下します。体内の免疫細胞の7割は腸にあるからですが、ピロリ菌を殺す抗生物質はとても強いため、腸内細菌へのダメージも大きく、当然免疫力もがくんと落ちます。

しかもピロリ菌は、一度駆除したからといって、再び感染しないとは限りません。ピロリ菌は食べ物や飲み物を介して感染したり、口から口への経口感染をしたりします。感染してもすぐに何らかの症状が出るわけではありませんから、防ぎようがないのです。

となると、ピロリ菌を駆除しようと思ったら、たびたび検査を繰り返し、菌が出たらそのたびに抗生物質を飲むしかありません。けれども、そんなことをしていたら腸内環境がボロボロになってしまい、免疫力が極度に低下して、それこそがんを発症してしまうかもしれません。

しかも最近、中学生に対してピロリ菌検査を行う自治体が出てきました。胃がんのリスクを若いうちになくすためというのですが、若いうちから強い抗生物質で免疫力を低下させてしまったら、いったいどうなるのでしょうか。

がんと闘うのをやめる

「闘病」という言葉があります。どんな病気にも使われますが、がんの場合は特に「闘う」というイメージが強いように思います。がん検診でがんが見つかった場合、患者さん自身も「闘い抜く」と言いますし、医師も「いっしょに闘いましょう」などと言います。そして、三大治療と言われる、手術・抗がん剤・放射線へと突き進みます。

確かに、三大治療は闘いだと思います。手術は自分の身体の一部を切り取るわけですし、抗がん剤は全身に劇薬もしくは毒薬を作用させますし、放射線は周囲の正常細胞もろともがん細胞を死滅させます。これらを闘いと言わずして何を闘いと言うべきか、というところでしょう。

けれども、がんは闘う相手でしょうか？　ほとんどのがんは生活習慣によって生じた、自分自身の身体の一部です。ウイルスのように外から入ってきたものならば、闘うという意識も必要かもしれません。ところががんは自分の一部ですから、それに対して闘うという意識を持つと、自分を傷つけることになってしまいます。実際に、**手術も抗がん剤も放射線も、自分自身を傷つけることなくしてあり得ない治療法です**。

私自身は、たとえがんが見つかったとしても、三大治療は受けないと決めています。がんと折り合いを付けながら、共生していくつもりです。がんは自分の身体が作ったものである以上、自分で治せると信じているからでもあります。

こう言うと、「あなたはそれでいいかもしれませんが、そんな悠長なこと言ってられませんよ！」と怒る人もいるでしょう。でも、自分の身体に爆弾を落としたら、自分が傷つきます。大きく傷つけば、再起できないかもしれません。それに、がんは一度できれば終わりというものではありません。爆弾でがんを叩いても、生活習慣を改めなければ、またどこかにがんができてしまうでしょう。

私は、三大治療で満身創痍になり、免疫力もなくなり、病院のベッドから動けず、ちょっとした感染症が原因で命を落としたくありません。

それよりは、がんだと言われても、適切な運動や食事をして、会いたい人に会って、行きたいところに行って、よく笑い、生きがいを持って日々を過ごしたいと思います。病院のベッドで半年生きるより、イキイキと3か月生きた方がいいと思いますし、結局はその方が長生きできると確信しています。

がんを宣告されたときは、がんと闘うのをやめる。それが究極の健康法だと、私は思います。

24　遺伝子検査をやめる

報道されない「摘出したことによる悪影響」

２０１５年３月、米国の女優アンジェリーナ・ジョリーさんが、13年５月の両乳房切除に続いて、卵巣と卵管の摘出手術も受けたと公表しました。彼女は、母親が乳がんと卵巣がんで、母方の祖母が卵巣がんで、ともに若くして亡くなっていることから、遺伝子検査を受けました。その結果、乳がんになる可能性が87％、卵巣がんになる可能性が50％と判明し、手術に踏み切ったのだそうです。

この報道に接したとき、私は大きな衝撃を受けました。そして、いろいろなことを考えました。まず、両乳房を切除したと知ったときは、「なぜ、そんなことをしたのだろうか？」と、疑問を抱きました。乳がんは、発見しやすいがんの一つですし、しこりがあるとわかってから取り除く手術をしても、生存率が高いのです。それなのになぜ、なんともない乳房を両方とも切除したのでしょうか。そして、自らそれを公表したのでしょうか。

女優である以上、いくらきれいに再建できたといっても、両乳房を切除したと公表することはマイナスです。私ならば、撮影と撮影の合間にこっそり切除して、黙っています。世間に公表する意味は、何もないと思うからです。強く美しい女性の代表のような彼女が、遺伝子検査を受け乳房切除・再建をしたと言えば、その影響は甚大です。

また、臓器を取ることの悪影響について、大々的に報道されないのはなぜだろう、とも考えました。ほとんどの報道は、彼女の勇気を称える内容で、**あるべき臓器を摘出してしまうことの害には触れていなかった**からです。

人間の身体は、全体でバランスを保っています。もう子どもを産まないからといって、乳房や卵巣を摘出すれば、何らかの影響は免れません。それに、乳房に異物を詰めれば、免疫抑制剤も打たなければなりませんし、卵巣を取ればホルモン剤も必要です。がんになる可能性がある自分自身の組織をそのままにしておくのと、取り除いて体内に異物を山ほど入れるのとでは、どちらが健康なのでしょうか。

ただし、遺伝子検査を受けてがんになる可能性が高いと知ってしまった以上、「いつなるか、いつなるか」とビクビクしていては、ストレスで免疫力が下がり、本当にがんになってしまうかもしれません。その意味では、手術をしてよかったのかもしれません。

遺伝子検査を受けて、その後どうするのか?

日本でも遺伝子検査がはやっていて、病院に出向いて検査しなくても、自宅で唾液を採取して郵送すればいいという、手軽な検査キットも発売されています。このようなキットでは、病気のかかりやすさや遺伝的体質を調べることができるとされていて、検査項目は各種がんをはじめ、高血圧や心臓病、脳梗塞、糖尿病などの生活習慣病、肝炎やアトピー性皮膚炎、花粉症など、300近くに及んでいます。

そして、遺伝子検査をして自分がどの病気になりやすいかを知り、その病気になりにくい生活習慣を心がければ、病気の発症を防げるとしています。

しかし、遺伝子検査をしなければ、生活習慣は改善できないのでしょうか？　肺がんになりやすい遺伝子があると知らなくても、タバコをやめた方がいいことはわかりますし、やめることもできます。胃がんになりやすい遺伝子があると知らなくても、暴飲暴食や塩分の強いものや辛いもの、お酒を控えた方がいいことはわかりますし、控えることもできます。

その病気になりやすい遺伝子があってもなくても、メチャクチャな生活をしていれば病気になりますし、病気になりたくなければ生活習慣を改善すればいいのです。なまじ「自分はこの病気になりやすい」と知ることで、「じゃあ、これだけ改めればいいんだ」と思い、別のことはおかまいなしになってしまったら、逆効果です。「肺がんの遺伝子はない」とわかったからといって、タバコを吸い続けたら、やはり肺がんになる確率は上がるでしょう。

そもそも、**病気の原因は平均的には遺伝が3割、環境が7割と言われています**。つまり、**後天的な生活や環境の方が病気への影響は大きいのです**。

また、すでにきちんとした生活を送っている人は、遺伝子検査をして「この病気になりやすい」とわかっても、生活を変えようがありません。たとえば、食事にも気をつけています、適度な運動もしています、睡眠もきちんと取っています、ストレスも溜まらないようにしています、という人が「胃がんになる可能性が85％」と言われたら、どうするのでしょうか？

これ以上生活を改める余地がない以上、胃を摘出するしかありませんが、胃を摘出したらこれまで通りの食生活ができなくなります。摘出すれば、かえって身体を悪くしてしまうわけです。となると、もうどうしようもありません。「がんになる可能性が高い」という、よけいなストレスを抱え込み、一生ビクビクしながら暮らすしかなくなってしまいます。

何かを知る方法があると言われると、知りたくなるのが人間です。けれども、**知らないからこその幸せもあれば、知らないからこその健康もあるのではないでしょうか。**

25　骨密度検査をやめる

骨折するのは、骨密度が低いから？

あなたが40歳以上の女性なら、骨密度検査を受けたことがあるかもしれませんね。自治体でも、定期健診に取り入れているところが多いからです。

骨密度検査では、20～44歳の平均骨密度を正常値（１００）として、自分の骨密度が正常値の70～80％の場合は骨減少の要注意値、70％未満は骨粗鬆症と診断されます。また、25歳のときの自分の身長と比較して４センチ以上低くなっていると、骨折の危険性が倍以上になるとされています。

患者の多くは高齢の女性で、60代女性の３人に１人が、70代女性の２人に１人が該当し、その数は年々増えていると言われています。けれども、本当にそうでしょうか？　骨粗鬆症は、骨密度計の普及とともに１９９０年代に突然登場した、新しい病気なのです。

そもそも、年を取るにつれて骨密度が下がり、身長が縮むのはごく当たり前の現象です。骨粗鬆症が登場した90年代に、突然骨密度の低い人が激増した、というわけではありません。年々患者が増えているのは、長寿になって高齢の人が増えたことと、検査を受ける人が増えたことによるのではないでしょうか。要するに、**自然な老化現象が、基準値が設けられたことで〝骨粗鬆症という病気〟になってしまったのです。**

検査を行う理由は、「骨密度が低いと骨折しやすく、高齢者が骨折すれば寝たきりになることが多いため、それを防がなければいけないから」とされています。

けれども、高齢者が骨折するのは、骨密度が低いからではないでしょう。転ぶからです。転んだとき、骨密度の高い人と低い人を比べれば、低い人の方が骨折しやすいのは確かです。でも、骨折を防ぎたいなら、骨密度を上げるより先にやることがあります。転ばないように、筋力をつけることです。

高齢になると筋肉が衰え、関節が硬くなり、足が上がらなくなって、ほんのちょっとした段差につまずくなどして、転倒するのです。骨密度を上げても、それを防ぐことはできません。転倒を防ぐには、歩いたり軽い筋トレをしたりして、まずは筋力をつけることが大事です。

骨粗鬆症の薬を飲んでも骨密度は上がらない

骨密度が下がったことで、関節がきしんで痛いといった症状があるとしたら、それは問題です。ところが、骨粗鬆症と言われて薬を飲んでいる人の大部分は、何の症状もないのに、病院に行って測ったら骨密度が低かったという人たちです。

そもそも、**70代、80代の人に、20代、30代の人と同じ骨密度が必要だという根拠がよくわ**

かりません。若い頃なら、会社に遅れそうになって駅までダッシュすることもあるでしょう。それには骨密度の高い骨が必要です。しかし、70代、80代でそんなことをする人はいないでしょう。しかも、何の不具合も感じていないのに、数値が低いというただそれだけで、薬を処方されてしまいます。そして、骨粗鬆症の薬には、非常に副作用の強いものが多いのです。

たとえば、ビスフォスフォネート製剤と呼ばれる薬は、服用後30分間は横になってはいけないとされています。なぜかというと、薬の成分の刺激がとても強いため、すぐ横になると飲んだ薬が胃から食道に逆流し、逆流性食道炎を引き起こす可能性があるのです。

そのため、服用は必ず起床直後、食道に残さず一気に飲み込めるように、たっぷりの水で飲むよう指示されます。ところがその一方では、空腹時に飲まないと効果がないとされています。つまり、食道に潰瘍を起こすほど刺激の強い薬を、空腹時に飲まなければならないわけで、胃潰瘍や十二指腸潰瘍を引き起こす危険性があるのは否めません。

副作用として挙げられている症状も、胃潰瘍や十二指腸潰瘍をはじめ、便秘、腹痛、吐き気、膨満感、頭痛・関節痛・筋肉痛などの痛み、顎骨骨髄炎、顎骨壊死など、多岐にわたっています。

骨粗鬆症の薬も、骨粗鬆症そのものを治すわけではありませんから、飲み出したら一生飲み続けなければなりません。その上、骨粗鬆症の薬を飲んで骨密度が上がったという人を、私はほとんど知りません。

まだ白衣を着ていた頃、窓口に来た患者さんが骨粗鬆症の薬を「もう半年飲んでいる」と言うので、「どうですか?」と聞くと、「いや、全然骨密度は上がっていません」とのこと。そこで、「先生は何とおっしゃっていますか?」と尋ねると、「まだ半年だから、長い目で見てあと半年頑張ろうねとおっしゃっていました」と言うのです。

もう2年飲んでいるという人もいました。その人は、「むしろ、骨密度がちょっと下がってきちゃいました」と言うので、「先生は何とおっしゃっていましたか?」と尋ねると、「飲んでいるからこれくらいで済んでいるんだから、頑張って続けようねとおっしゃいました」と。

薬を飲んでいる自分と飲んでいない自分とを、同時には体験できませんから、医師にそう言われれば信じるしかありません。

骨密度が低い人は、動くと危ない？

それでもたまには、「骨密度が上がった」という人がいましたが、そのような人はたいてい「先生に言われて、歩くようになった」と言っていました。医師のなかにも、「歩くことが大事」とちゃんと言ってくれる人がいて、その場合は骨密度が上がるのです。薬を飲んだからというよりは、運動をしたから骨密度が上がったわけで、運動すれば筋力もつきますから、転ぶ危険性も減ります。

ところが一般的には、骨粗鬆症だと診断されると、家族に「骨折したら危ないから、外に出ない方がいい」などと言われてしまいます。よくできたお嫁さんがいたりすると、「転ぶと大変ですから、お母さんは家にいてください。買物なら私が行きますから」ということになり、**ますます動かなくなって、骨密度も上がらず、筋力も衰えて転びやすくなるという悪循環です。**

「だけど、薬として厚労省に認可されている以上、まったく効果がないということはないのでは？」と、思う人もいるでしょう。そこには、数字のマジックがあります。

薬の臨床試験では、その薬を飲む群と飲まない群に分けて効果を見ます。たとえば１００人ずつ２つのグループに分けて、薬を飲まなかったグループでは２人骨折し、それに対して薬を飲んだグループでは１人骨折しました、というとき。１００人のうち１人と２人と言われれば、「大した違いはない」と思いますよね。ところがデータ上は、「50％の効果がありました」とか「リスクを50％回避できました」と言ってもいいのです。

薬の効果もあやふやで、重大な副作用の危険性がある。だいいち、転ばないことと骨密度を上げることに、直接の関係はない。それなのに、骨密度を測ることに意味があるのでしょうか。骨密度を測るのをやめて、バランスよく栄養を摂り、少しずつでも毎日歩いた方が、転んで寝たきりになる可能性は低くなると思います。

第３章　生活習慣編

生活習慣病という言葉が広まったことで、生活習慣が私たちの健康に大きくかかわっていることは、誰もが知るところとなりました。けれども、私たちの生活習慣のなかには、明らかに「よくない」と自覚していることだけでなく、根拠なく「よい」と思っていることや、「よい」と信じているのに本当はよくないこともあります。

第3章では生活習慣に焦点を合わせて、なぜそれがよくないのか、どうすればよいのかを探ります。

「生活習慣をやめる」ことを考えてみましょう。

26 満腹をやめる

「腹八分に医者要らず」は本当?

日本では昔から「腹八分に医者要らず」と言われます。満腹になるまで食べずに、腹八分目ぐらいに抑えておけば健康によいという意味で、暴飲暴食を戒めるための言葉です。このような認識は世界共通らしく、英語では「Feed measure and defy the physician（適度に食べて医者を無視せよ）」「Much meat, much disease（大食らいをすると病気も多い）」などと言います。

では、腹八分目は本当にいいのでしょうか？　いいとすれば、どのようにいいのでしょうか？　この疑問を解決しようと、これまでに世界中でいくつもの実験が行われてきました。

たとえば、マウスを使ったある実験では、食事制限をしないで好きなだけ食べさせたグループでは平均寿命が74週だったのに対し、80％に制限したグループでは１２２週だったという結果が出ています。**食事制限した方が、寿命が１・６倍長かったのです。**

この研究結果は、東海大学医学部の橋本一男教授らが１９９０年に発表したものですが、この研究では同時に、**カロリー制限によって免疫力が高まることも指摘されています。**

より人に近いアカゲザルを使った実験もあります。なかでも米国のウィスコンシン国立霊長類研究センターでは、25年間という長期にわたる実験を行っています。この実験ではアカゲザル76匹を、好きなだけ食べさせるグループと、サルが通常食べる量の70％にカロリー制限したグループの２つに分けました。

結果は、好きなだけ食べたグループが、カロリー制限したグループに対して、**病気になる**

リスクが2・9倍、死亡リスクが3倍というものでした。また、がんや心疾患、糖尿病などで死亡するサルも、好きなだけ食べたグループでは多く、カロリー制限したグループでは少ないという結果だったそうです。

では、人はどうでしょうか？　人を対象にしてマウスやサルのような実験を行うわけにはいきませんから、人に対するカロリー制限の効果は、厳密な意味ではわかっていません。ただ、偶然、カロリー制限実験のような状況が生まれたことがありました。

１９９１年から米国で行われた、「バイオスフィア２」というドームの中での、サバイバル実験の最中のことです。これは、人類が地球以外の星に移住したとき、ドームという閉鎖環境のなかで自給自足して生活できるかどうかを見極めるための実験で、８人の研究者が２年ごとに交代しながら農耕や牧畜を行うことになっていました。

当初は１００年間続ける予定だったのですが、植物が思うように育たず、家畜が死亡してしまい、８人は1日１８００キロカロリーで生活せざるを得なくなりました。これは、予定していた1日の摂取カロリーの75%です。そのため実験は2年で打ち切られましたが、全員の血圧、血糖値、コレステロール値などが減少していることがわかったのです。

ということは、カロリー制限をすれば、少なくとも生活習慣病になる可能性は下がるということでしょう。どうやら、「腹八分に医者要らず」という昔の人の知恵は、本当だったようです。

飢餓状態になると働くサーチュイン遺伝子とは？

満腹をやめる効果は、生活習慣病になりにくくなることだけではありません。あなたは、「**サーチュイン遺伝子**」をご存知でしょうか？

〝若返り遺伝子〟として一時期話題になりましたから、ご存知の方もいると思います。この遺伝子は、細胞の中のミトコンドリアを活性化させてエネルギー効率を高めたり、活性酸素の害を減らしたり、免疫力の低下を防いだり、遺伝子の損傷を修復する能力を高めたりする物質を作る、とされています。

まさに若返り遺伝子ですが、この遺伝子は生物が飢餓状態になったときにだけ働き、生き延びる確率を高めるためのものであり、飽食の時代を生きる私たちの体内では休眠中なのだそうです。残念ながら、いつも満ち足りた状態でいては、働かないということです。

しかし、それならば人工的に飢餓状態を作ればいいわけで、実際にカロリー制限をすることでこの遺伝子が働くという説もあります。満腹をやめれば、若返り遺伝子が働く可能性もあるというわけです。

私は、サーチュイン遺伝子が働けばもちろん嬉しいのですが、そうでなくても、いつも満ち足りた状態でいること、すなわち満腹をやめることが、とても大事だと思っています。空腹であればこそ、食べたときに「おいしい」とか「ありがたい」と感じられるのであって、おなかが空いていないのに食べても、おいしくもありがたくもありませんよね。これでは食材そのものにも申し訳ないですし、食事を作ってくれた人にも失礼です。

また、空腹には、身体をリセットする作用もあります。

先に触れた「国際感食協会」では、半年に1回3日間のファスティング（断食）合宿を行っています。参加した人たちがみなさん口を揃えて言うのは、「とてもよく眠れた」ということです。この間初参加した74歳の男性は、「74年間で、朝こんなに気持ちよく目覚めたのは初めてです」と言っていました。

私がファスティング合宿を始めたきっかけは、食事や運動の指導をしても、なかなか体調がよくならない、つまり効果が出ない人たちがいたことでした。「一方ではすぐに効果が出る人がいるのに、どうしてだろう?」と考えたとき、「腸が片づいていないからではないか」

と気づいたのです。

たとえば、「こういう食材を食べるといいですよ」と言われてそれを食べても、腸が汚かったら、食材がうまく働きません。反対に腸がきれいで、腸内細菌も健康で、免疫細胞も活性化していたら、食材がすぐに効果を発揮できます。そこで、ファスティングで腸をきれいな状態にリセットしてから、食事や運動の習慣を変えてもらおうと思ったのです。

ファスティングをするとよく眠れるのも、腸がリセットされることで、腸の働きを司る自律神経もリセットされるからではないでしょうか。眠りもまた、自律神経が司っているのです。もちろん、胃腸の内容物がなくなれば、消化・吸収にエネルギーを使わなくてよくなりますから、身体の休まり方もずっと深くなります。

とは言え、本格的な断食はなかなかできないと思います。そこでお勧めしたいのが、**1日の最後の食事から翌日の最初の食事まで、12時間以上空けることです。**いわばプチ断食ですが、12時間以上経つと胃腸の内容物がなくなると言われていますから、こうすることで常日頃働きっ放しの胃腸をリセットできます。また、1日の最後の食事を寝る3時間以上前に済ませれば、眠りの質もよくなります。

「いただきます」と「ごちそうさま」で脳を制御する

プチ断食も満腹をやめるのに役立ちますが、もう一つ役立つことがあります。それが、「いただきます」と「ごちそうさま」をきちんと言うことです。この2つの言葉を口に出すことで、自然に食欲をコントロールできるようになります。

空腹感や満腹感は、脳の視床下部にある摂食中枢と満腹中枢が司っています。摂食中枢を刺激されれば空腹になり、満腹中枢を刺激されれば満腹になるのですが、食事のたびに「いただきます」と「ごちそうさま」を言うことで、言葉が空腹と満腹のシグナルになり、条件反射が生じます。

まず、「いただきます」は、これから食事をしますというシグナルですから、この言葉を言うと脳の摂食中枢が刺激されて空腹を感じ、身体が食事モードに入ります。自然に唾液が出て、胃腸がスタンバイするのです。「ごちそうさま」は食事終了のシグナルですから、これを言うことで脳の満腹中枢が刺激されて、おなかがいっぱいになります。腹八分目ぐらいのところで「ごちそうさま」と言えば、条件反射によってそこで満腹感を覚え、食べ過ぎを

防げるのです。

しかも、食事の始まりと終わりの両方に感謝の言葉を発するのは、どうやら日本だけのようです。キリスト教圏では食前の祈りがありますが、食事を終える際に言う言葉はないようです。韓国にも食後に言う言葉があるそうですが、「ごちそうさま」とはニュアンスが違うようです。

日本ならではの感謝の言葉「いただきます」と「ごちそうさま」が、健康づくりにも役立つなんて、素晴らしいことではないでしょうか。ぜひ活用してほしいと思います。

27　早食いをやめる

よく噛んで食べれば生活習慣病になりにくい

忙しくて時間に追われていると、早食いしてしまいがちです。仕事をしながらおにぎりをお茶で流し込んだり、立ち食いソバや弁物をガツガツとかき込んだりしてしまう人も多いと思います。仕方がないときもあるとは思いますが、よく見ていると、食べるときは早食いなのに、そのあとはのんびりと昼休みを過ごしている人もいるようです。

早食いがクセになってしまっているのですが、そんな人には、早食いをやめてできるだけゆっくり食べてほしいと思います。というのも、早食いだと満腹感を覚えにくく、食べ過ぎてしまうからです。

人が満腹感を覚えるのは、食べ物が胃に入っておなかが膨れたからではありません。食べ物が消化・吸収されて血液中のグルコースが増え、そのことによって脳の満腹中枢にシグナルが送られることで、「おなかがいっぱいになってきた」と感じるのです。その間にかかる時間は、約15分と言われています。つまり、ガツガツ食べて15分以内に食べ終わると、まだおなかが空いている感じがして、「ごちそうさま」と言う代わりに「ご飯おかわり！」とか「ラーメン替え玉！」などと言ってしまい、食べ過ぎるのです。こんなことが続けば当然太りますし、太れば生活習慣病を発症しやすくなります。

では、ゆっくり食べるにはどうすればいいのでしょうか？　何も難しいことはありません。よく噛んで食べればいいのです。早食いの人を見ていると、4、5回噛んで飲み込んでしまいますが、基本的には一口30回ぐらいは噛むようにしたいものです。

よく噛めば、食べる速度が遅くなりますから、満腹中枢が刺激されて食べる量が減ります。

また、噛めば唾液がよく出て、唾液に含まれるアミラーゼという酵素が消化を助けます。そうすると、消化に無駄な酵素を使わず、代謝のための酵素が生成されやすくなりますから、同じ量を食べても太りにくくなります。また、お米を噛んでいると甘くなるように、食物本来のおいしさも増します。また、咀嚼はリズム運動ですから、よく噛むことでセロトニンの分泌がよくなり、リラックスできるという効果もあります。

早食いをやめて、よく噛んで食事をするだけで、これだけのいいことが望めるのです。

せずにいられない食事だからこそ〝感食〟する

よく噛んでゆっくり食べると、さまざまな感覚が刺激されます。ガツガツかき込んでしまうと気づかない、一つひとつの食材の味が感じられますし、色や匂いもはっきり感じます。そうなるとおいしさも増しますし、おいしいと思えば、料理を作ってくれた人や食材の生産者、あるいは食材そのものへの感謝の気持ちも生まれます。

先に触れたように、私は「国際感食協会」という一般社団法人の理事長をしていて、「いただきます」「ごちそうさま」という言葉とともに「感食」を世界に広めたいと思って活動しています。感食は私の造語ですが、意味はまさにここで述べたようなこと。五感を使って感動し、感謝しながら食べることです。

なぜ感食が大事かというと、私たちの身体は食事によって作られるからです。そして、たった一つのかけがえのないものだからです。洋服ならば、ほころびれば買い替えることができます。けれども身体は、ほころびたからと言って買い替えることはできません。それなのに、あまりにも粗末に扱ってはいないでしょうか？

何を食べるかは、もちろん大事です。でも、同じものを食べても、どんな気持ちで食べるか、五感をいかに使うかで、消化・吸収・代謝はまったく異なります。たとえば、絶対に失敗できない取引先との会食では、どんなご馳走が出てもおいしく感じませんし、お酒を飲んでも酔いませんよね。ところが、気の置けない友だちとなら、居酒屋の定番つまみでもおいしく感じますし、お酒もちょっと飲んだだけでいい気持ちになります。

緊張しながら食事をしても、胃腸が収縮していますから消化・吸収がうまくいきません。反対に、ゆったりとした楽しい気持ちで食事をすれば、胃腸がよく働いて消化・吸収がうまくいきます。私たちの身体は、どう食べるかで反応がまったく異なるからこそ、感食が大事なのです。

食事はまた、人がそれをせずには生きていけないものです。せずにはいられないことだからこそ、その時間を楽しんだ方がいいとは思いませんか？　食事を、カロリーを補給するための義務と感じるか、楽しみと感じるかでは、人生が大きく異なります。車にガソリンを入れるようにカロリーを補給するだけの食事、たとえばゼリー飲料を流し込むだけの食事では、寂しいですよね。

現代人の生活は多忙ですから、いつもゆっくり食事を楽しむことはできないかもしれません。でも、週に1回でも2回でも、食事を楽しむ〝感食〟の時間を持てたら、心も身体も随分とよくなるのではないでしょうか。「食事」とは、「人」を「良く」する「事」と書くのですから。

28　カロリーに振り回されることをやめる

同じカロリーでも、太る人と太らない人がいるのはなぜ？

あなたは、メニューにカロリーが書いてあると、「オムライスが700キロカロリーでハヤシライスが８００キロカロリーか。じゃあオムライスにしておこう」などと思ったりすることがありますか？　あるいは、「昨日はカロリーを摂り過ぎたから、今日はご飯を控え目にしよう」などと思いますか？

おそらく、このようなことを一度も思ったことがない人は、いないと言ってもいいのではないでしょうか。飽食とかメタボということが頭にあるからだと思いますが、現代人はとかくカロリーを気にしがちです。なかには、毎日食べたもののカロリーを計算して、一喜一憂している人もいます。けれども、カロリーはあくまでも参考程度。カロリーに振り回されることは、やめましょう。

というのも、そもそもカロリーとは、食べ物をバーナーで燃やしたとき、灰になるまでにどれくらいのエネルギーを使うかを表したものにすぎないからです。当然のことながら、私たちの体内にバーナーがあるわけではありませんし、単純に燃やすのとは違う、もっとずっと複雑な消化・吸収・代謝という過程を経て、食品は灰、すなわち排泄物になります。食品のカロリーがそのまま体内に取り込まれるわけではないのです。

しかも、人には個人差がありますし、同じ人でもその時々で体調は変わります。実際に、寮生活で同じようなものを食べていても、太る人もいれば太らない人もいます。少食なのに太る人もいれば、かなり食べるのに太らない人もいます。食事内容が変わらないのに、若い頃はやせていた人が、中年になると太ったりもします。

第1章でも述べた通り、消化や代謝には酵素が大きくかかわっていますが、酵素がよく働き、消化・吸収・代謝・排泄が効率的にできている人は、同じものを食べても太らないのです。ひと言で言えば、**代謝がいい人は太らない**ということです。

代謝は、そのときの精神状態によっても変わります。私たちは機械ではありませんから、心が身体に影響するのです。たとえば、私たちは緊張すると喉が渇きます。唾液が出なくなって喉も口もカラカラになりますが、そんなときに食事をしたら、どうでしょう。唾液が出ませんから、唾液中の酵素が働きません。出ないのは唾液だけではなく、胃液などほかの消化液も出ませんから、消化・吸収がうまくいきません。きちんと消化・吸収されなければ、そこから先の代謝もうまくいきません。

反対に、楽しみながら感食すれば、唾液をはじめとする消化液がたくさん出て、酵素もよく働き、代謝もよくなります。

一般的には、「消費カロリーよりも摂取カロリーの方が多いと肥満になる」と言われますが、人の身体はそんな単純なものではないでしょう。カロリーはあくまでも一つの目安です。

カロリーを絶対視して、カロリー神話に振り回されるのはやめましょう。

飽食であるがゆえの栄養失調

カロリーは一つの目安にすぎませんが、では「カロリーが関係ないなら、揚げ物をたくさん食べてもいいんだ」ということになるかと言えば、そうではないでしょう。揚げ物が大好きな人は、嫌いな人よりもずっとよく代謝されるとは思います。けれども、限界があります。基本的には、揚げ物をたくさん食べると、代謝の悪い、生活習慣病になりやすい身体になってしまいます。揚げたてならまだいいのですが、揚げてから何時間も経ったスーパーやコンビニのお惣菜などは、空気に触れて油が酸化しています。酸化した油は過酸化脂質に変わっていて、動脈硬化やがんを引き起こす可能性があります。

また、ファーストフードの揚げ物には、カラッとした食感を出すために、トランス脂肪酸が含まれたショートニングが使われていることがあります。トランス脂肪酸は、狭心症や心筋梗塞などの心臓病を発症する危険性を高めますし、糖尿病や脂質異常、高血圧の原因にもなるとされています。

結局、カロリーに振り回される必要はないけれど、好きだからといって同じものばかり食べていてはよくない、ということです。特に揚げ物のような身体に負担のかかるものは、それればかり食べ続けると生活習慣病に直結してしまいます。

現代日本に生きる私たちは、食べ物にはとても恵まれています。お金さえ出せば好きなものをいくらでも食べられると言っても過言ではありませんし、深夜でもコンビニやファミレスが開いています。けれども、いつでも好きなものが食べられるからこそ、栄養が偏ってしまうことがあります。唐揚げが好きなら唐揚げだけを、ラーメンが好きならラーメンだけを食べ続けることもできるからで、いわば**飽食ゆえの栄養失調**です。

自分が栄養失調だとは夢にも思わずに、栄養失調に陥っている人はかなりいるはずです。それを防ぐには、月並みな言い方ですが、「バランスよく食べること」がとても大事です。

29　精製された食品をやめる

カロリーは同じでも栄養価が違う

私は、できるだけ形のあるもの、丸ごとのものを選び、全体を食べるようにしています。魚ならば切り身ではなく、小さくてもいいから1尾丸ごと。葉もの野菜なら根のついたもの、根菜なら葉のついたもの。お米なら白米ではなく玄米、というように。

どうしてかというと、生物は丸ごとで一つの生命であり、一部分だけを食べてもその生命力を取り込めないと思うからです。言い換えれば、丸ごと食べることによって初めて栄養バランスのいい、栄養価の高い食材になると思うからです。

たとえばお米は、白米も玄米もカロリーはほぼ同じです。エネルギー源としてだけ考えるなら、白米でも玄米でもどちらでもいいのです。ところが、玄米にはビタミン、ミネラル、食物繊維などがたくさん含まれています。丸ごとの玄米を食べるのと、精製した白米を食べるのとでは、栄養価がまったく異なるのです。

小麦や砂糖も同様で、精製されて白くなればなるほど、丸ごとでなくなればなくなるほど、ビタミンやミネラルが減って栄養価が下がります。それなのに私たちは、精製すればするほど、白ければ白いほどいいものだと、ずっと勘違いしてきました。確かに精製した食品は、見た目もきれいです。けれども、捨てる部分の中に、大切な栄養が詰まっています。味だって、丸ごとのものの方が複雑で、味わい深いと思いませんか？

また、精製されたものには食物繊維やビタミン、ミネラルなどが少なく、ほぼ糖質のみであるため、食べたときに血糖値が上がりやすいという問題もあります。血糖値が急激に上がると、膵臓からインスリンが大量に放出されて、血糖を中性脂肪に変えて脂肪細胞に取り込みます。そのため、精製した食品ばかりを食べていると、インスリンが大量放出されやすい、太りやすい身体になってしまうのです。

今はスーパーでも玄米や全粒パン、キビ砂糖などが手に入ります。精製された白いお米やパンや砂糖をやめて、茶色い食べ物を試してみてはいかがでしょうか。

30　極端なダイエットをやめる

食事を減らすと太りやすくなる?!

ダイエットも、「満腹になるまで食べていたのを、腹八分目にする」といった程度ならいいのですが、極端に食事の量を減らすのはよくありません。「運動は苦手だから」と、食事だけでダイエットしようとすると、どうしても食べる量を極端に減らしてしまいがちですが、実はこれは逆効果。ダイエットの効果がなくなるばかりか、太りやすい身体になってしまいます。

どうしてかというと、まず、食べる量が少なければ、体内で作られるエネルギーの量も少なくなります。すると体温が下がります。体温が下がれば基礎代謝が落ちますから、同じ量の食事をしたとしたら、ダイエット前よりも代謝されにくく、脂肪として蓄積される分が増えるのです。そのため、最初のうちはがくんと減った体重が、徐々に減らなくなり、やがてフラットになってしまいます。

さらに、食べる量が少ないと栄養素が不足してきますが、たんぱく質が不足すると筋肉が落ちてしまいます。脂肪を燃やすには筋肉が必要ですから、筋肉が落ちると脂肪が燃やせなくなり、さらに太りやすい身体になります。

また、栄養素が不足すると、身体は自分を守るために、入ってきた食物を一気に吸収し、溜め込みます。まるで、乾いたスポンジが水を吸収するような状態です。

このようにして、極端に食べる量を減らすダイエットは、途中からまったくやせなくなってしまうのです。すると、意欲が続かなくなって、リバウンドしてしまいます。食べる量が元に戻って体型も元に戻るわけですが、しばらくすると今度はリバウンドしたことを後悔し、もう一度食事の量を減らし始めます。

ところが、**一旦落ちた代謝は、すぐには元に戻りません**。これがダイエットとリバウンドの大きなワナなのですが、2回目のダイエットは代謝が落ちたところからのスタートですから、1回目よりもさらにやせにくく、早く体重減少が打ち止めになり、すぐにリバウンドします。これを繰り返すと、どんどん代謝の悪い身体になって、結局は体重も落ちず、落ちたのは代謝だけということになってしまうのです。

食べる量より食べる順番が大事

近頃は、糖質を摂らないようにする「糖質カットダイエット」がはやっていますが、これも極端過ぎるとよくありません。

穀類や芋類などの炭水化物には、消化・吸収されてエネルギーになる糖質と、ビタミンやミネラル、消化・吸収されない食物繊維などが含まれていますが、その糖質を摂らないようにしようというのが、糖質カットです。ところが、ご飯やお芋を食べて糖質だけを摂らないようにすることはできません。したがって、糖質カットをするとなると、ご飯やお芋そのものを食べないことになり、糖質だけでなく食物繊維なども摂れなくなってしまいます。すると、穀類や芋類に豊富に含まれる食物繊維が不足して、便秘になってしまう人が多いのです。

便秘になれば、老廃物が腸内に留まり、悪玉菌が増えて腸内環境が悪化します。人体最大の免疫器官と言われる腸の環境が悪くなれば免疫力も低下するのは、これまでにも述べた通りです。また、糖質を摂らないわけですから、エネルギーの生産量が減り、体温が下がって代謝が落ちるという道筋は、食物全体の量を減らすダイエットと同じです。

いずれにしても、食物を極端に減らすダイエットは、代謝の悪い身体を作ってしまうため、逆効果です。ダイエットの王道は、やはり運動です。適度な運動をして、カロリーを消費しつつ筋肉をつけることで、体重を少しずつ落としながら、脂肪の燃焼しやすい、代謝のいい身体を作ることができます。

では、食事でダイエットすることはできないのかというと、急激な効果はありませんが、続ければそれなりに効果のある方法があります。**食事の際に、野菜から先に食べるようにすればいいのです。**

主食を先に食べると、血糖値が一気に上昇します。すると、インスリンが大量に放出されて糖を中性脂肪として蓄積するため、太りやすくなります。ところが、野菜から先に食べると血糖値の上昇が緩やかで、インスリンが大量放出されません。しかも、先に野菜を食べておくと、その後で炭水化物を食べても、血糖値が急に上がらないのです。

また、野菜を先に食べるには、丼ものだけとか麺だけという食事では不可能ですから、野菜のついた定食などを食べることになり、栄養バランスもとれます。さらに、野菜には食物繊維も多く含まれるため、消化・吸収が緩やかで満腹感が持続するという作用もあります。

ダイエットの目的は単にやせることではなく、体型をスッキリさせるとともに、代謝のいい、生活習慣病になりにくい身体を作ることだと意識すれば、極端なダイエットにはなりませんよね。

31　牛乳をやめる

赤ちゃんのための食品を大人が摂る？

あなたは、牛乳を飲むとおなかがゴロゴロしたり、下痢をしたりしませんか？　これは、牛乳に含まれる乳糖（ラクトース）を分解する消化酵素（ラクターゼ）が少ないか、その働きが弱いためで、日本人の成人男女の４人に１人が、このような「乳糖不耐症」だと言われています。

乳糖不耐症というと、いかにも病気のようですが、実は、大人は乳糖不耐症であるのが当たり前。哺乳類は基本的に、授乳期を過ぎるとラクターゼの活性が低下してしまうのです。つまり、人に限らず哺乳類は、牛や馬も、犬や猫も、お母さんのお乳を飲んでいる間はラクターゼが活発に働くものの、離乳して普通の餌が食べられるようになると、ラクターゼの働きが落ちるのです。

そう言われてみれば、大人になってもお母さんのお乳、すなわち牛や山羊の乳などを飲んでいるのは、人だけです。ではなぜ、人は大人になってもお乳を飲めるのでしょうか？

人のなかには、大昔から酪農をしてきて、授乳期を過ぎても牛や山羊などのお乳を飲む習慣のある人たちがいます。そのような人たちは、身体が乳糖に適応しているために、大人になってもお乳が飲めるのだろうと言われています。あるいは、遺伝子レベルで乳糖不耐性が乳糖耐性に変わっている、という説もあります。

ところが、日本人は酪農民族ではありません。牛乳を日常的に飲むようになったのは戦後のことで、子どもたちの栄養不良を解消するために、ユニセフからの援助物資である脱脂粉乳が学校給食に登場したのが始まりです。その後、脱脂粉乳は牛乳に変わり、病院食などにも取り入れられて、今ではごく当たり前の食品になりました。

けれども、乳糖不耐症の人が多いことからもわかる通り、牛乳は日本人の身体に適した食品ではありません。おなかがゴロゴロするのが当たり前ですし、飲まなければいけないものではなさそうです。

「牛乳は身体にいい」は本当？

「牛乳をやめる」というと、「でも、牛乳は身体にいいんでしょう？　カルシウムも豊富だし、飲めば身体が大きくなるから必要でしょう」と、言われることがあります。確かに、牧畜をして肉からたんぱく質を摂る人たちの場合、肉にはカルシウムが少ないため、生活の知恵として牛乳を飲むようになったのかもしれません。

ただ、フィンランドやカナダでは牛乳がよく飲まれているのに、骨粗鬆症の人が多いという報告もあります。これらの地域は日照時間が短く、ビタミンDが不足するからということもあるでしょうけれど、牛乳が骨粗鬆症予防になっているかどうかは疑問です。

だいいち、私たちはヨーロッパ人でもなければ、牧畜民でもありません。カルシウムを摂るなら、わざわざ身体に合わない牛乳を飲まなくても、小魚や海藻、小松菜などを食べればいいわけです。「身土不二」という言葉がありますが、身体と土（環境）は別物ではないというこの言葉の通り、いちばん身体に合うのは生まれ育った土地のものなのです。

牛乳を飲むと身体が大きくなるというのも、よく言われることです。実は私も、子育てをしていた頃は、そう信じていました。そのため、冷蔵庫にはいつも牛乳をストックしておいたものですが、今は「牛乳を飲んだから大きくなるわけではない」と確信しています。

というのも、牛乳嫌いだった長男の方が、牛乳大好きで１日１リットルぐらい飲んでいた次男より、10センチも身長が高いのです。個人差もあるでしょうけれど、牛乳を１リットルも飲めば、それだけでおなかが膨れますから、ほかのものを食べる量が少なかったのかもしれません。母親の私も、「牛乳を飲んでいるから大丈夫」と思ってしまい、次男の食事内容をしっかり見なかったのかもしれません。結局、牛乳をたくさん飲むよりも、ほかのものを満遍なく食べた方がいいということでしょう。

また、学校給食や病院食に取り入れられているからか、「牛乳は身体にいい」というイメージがありますが、本当にそうでしょうか？

日本で売られている牛乳の大部分は、１００度を超える高温で殺菌されています。日持ちをよくするためですが、そのためにたんぱく質が熱変性していて、本来の牛乳とは違うものになっています。牛の赤ちゃんに、市販されている牛乳を与えると死んでしまうという話もあるほどで、栄養価がまったく異なるのです。

しかも、病気にならないように牛に抗生物質を与えていた場合には、その抗生物質が牛乳に出ます。母乳は、どの哺乳類でもそうですが、元はと言えば血液です。血液が乳腺に入って、白くなって出てきたのが母乳ですから、血液中の成分が出るのです。

日本人が牛乳を飲むことの問題は、もう一つあります。学校や病院では、どんな料理かに関係なく、牛乳がついてくることです。ご飯とみそ汁に、牛乳って合いますか？　洋食ならまだしも、和食に牛乳は合いません。ご飯にみそ汁に牛乳といった献立に、子どもの頃から馴染んでしまえば、味覚もにぶってしまいます。ユネスコの無形文化遺産にも登録され、世界が認めた「和食」という文化を残すためにも、牛乳をやめるという選択肢が必要かもしれません。

もちろん、「牛乳が大好きだから飲む」とか、「アイスクリームが好き」「チーズが好き」といった、嗜好品としての牛乳や乳製品までやめた方がいいというのではありません。私も生クリームたっぷりのケーキは大好きです。そうではなく、**「健康のために飲む」「身体にいいから飲む」という意味での牛乳なら、もうやめていいのではないでしょうか。**

32　泥酔をやめる

「飲む前に飲む」のは、泥酔するのと同じこと

飲み会があると、その前にドリンク剤を飲む人が大勢います。コンビニにも専用の棚があって、今や「飲む前に飲む」は当たり前のようです。あなたは、どうですか。やはり飲む前には、ウコンやシジミや何かのエキスが入ったドリンク剤を飲みますか？

私は、お酒を飲める人が飲むのはかまわないと思います。ただ、ドリンク剤を飲んでまで飲むのは、おかしなことだと思います。自分の許容量以上に飲めるようになるのは、いいことなのでしょうか。

たとえば、徹夜仕事になってしまって、コーヒーや紅茶を何杯も飲みながら必死に働いて、朝を迎えたとします。そんなとき頭は、睡眠を充分に取って、朝から働いたときと同じようには働きません。カフェインで無理に目を覚まして仕事をしても、頭の働きは鈍くなります。しかも、カフェインが切れたとたん、猛烈な睡魔に襲われてしまいます。

ドリンク剤を飲んでお酒を飲むのも、同じことではないでしょうか。ドリンク剤を飲んで自分の許容量以上に飲むのは、1日働いたあとで、コーヒーを飲みながらさらに徹夜仕事をするようなもの。本当は泥酔状態です。そのときはなんとか平常を保っても、ヘトヘトに疲れていて、あとでドッと反動が来ます。そんなことが続けば、結局は肝機能が落ちてしまいます。

しかも、仕事ならば仕方ないかもしれませんが、お酒は断ることや控えることも可能でしょう。今は昔と違って、お酒を強要する人も少ないはずです。体調がよくないのに無理に飲んだり、許容量以上に飲んだりする必要はないのです。

33　タバコをやめる

「喫煙者はタバコ依存だからやめられない」は本当？

「タバコがなかなかやめられないのは、依存症の一種だからだ」と、よく言われます。あなたの周りにも、何度も禁煙とリバウンドを繰り返す人がいるのではないでしょうか。自分ではなかなかやめられないというので、薬局ではニコチンを含んだガムやパッチなどの禁煙補助薬が売られていますし、病院の禁煙外来も盛況のようです。でも、タバコが依存症だからやめられないというのは、本当でしょうか？

以前、60代の女性から聞いた話です。その女性のご主人は、40年間にわたる喫煙者で、いくらやめてくれと頼んでも「タバコをやめるくらいなら、死んだ方がましだ」と言って、やめてくれなかったそうです。ところが初孫ができて、その孫を抱こうとしたら、お嫁さんに「お父さんはタバコを吸いますよね。抱っこはやめてもらえませんか」と、拒否されてしまったのです。すると、あれほど言ってもやめなかったタバコをピタッとやめ、それ以来、孫が3歳になる現在まで1本も吸っていないそうです。

こんな話もあります。その女性のご主人も、やはり何十年間にもわたる喫煙者でした。でも、「デスクワークでストレスが溜まるから、タバコを吸わないとやっていられない」と言うので、無理にやめさせるのはかわいそうだと思って、何も言わなかったのだそうです。ところが、定年退職して家にいるようになってもタバコを吸っているのを見て、ついに堪忍袋の緒が切れて、「仕事が原因だというから何も言わなかったけれど、仕事をしなくなっても吸っているじゃないの。タバコをやめられないなら出て行って！」と言ったのだとか。すると、どうなったと思いますか？　そのご主人、ピタッとタバコをやめたのだそうです。

これって、依存症ではないですよね。依存症ならば、孫を抱きたくてもタバコはやめられないし、家から追い出されてもタバコはやめられないはずです。**やめられるということは、単に生活習慣の問題**だと、私は思います。何十年も吸っているから、手持ち無沙汰だから、口寂しいから、吸っているだけではないでしょうか。

テレビや新聞で、「タバコは依存症です。禁煙外来に行きましょう」とキャンペーンを張るから、「やっぱり依存症なんだよ。やめられないはずだ」と、かえって吸うことを肯定してしまうとしたら、皮肉なものです。

吸う人にとって軽いタバコは、周囲にきつい

タバコを吸うと肺がんになるリスクが高いことは周知の事実ですが、では、そのほかにどのような害があるかご存知でしょうか？　がんならば、肺がんだけでなく口腔・咽頭がん、喉頭がん、食道がん、胃がん、膵臓がん、膀胱がん、子宮頸がんなども、タバコによって発症するリスクが高くなります。これらの臓器は、煙とともに吸い込んだ有害な微粒子の通り

道だからです。

また、歌手の和田アキ子さんや落語家の桂歌丸さんが罹患したことで知られるＣＯＰＤ（慢性閉塞性肺疾患）も、その一つです。ＣＯＰＤでは、有害な微粒子によって気管支が炎症を起こし、空気の通り道である気道が狭くなります。と同時に、酸素を取り込み二酸化炭素を排出する場所である肺胞が破壊されて、ガス交換ができなくなります。そのため、強い息切れを起こしたり呼吸困難に陥ったりしてしまうのです。しかも、一旦破壊された肺胞は元に戻りません。

さらに、動脈硬化や高血圧、糖尿病、脳卒中、心筋梗塞、骨粗鬆症、ぜんそく、肺炎、うつ病、そしてシワやシミ、白髪まで、タバコの害は全身に及びます。中国から風に乗ってＰＭ２・５がやって来ると聞いて大騒ぎする人が、有害な微粒子が含まれるタバコを吸っているのは、不思議なことです。

それに、タバコには副流煙による受動喫煙という問題もあります。お酒は、飲んで暴れたりしない限りは、本人だけの問題です。けれどもタバコは、吸う人本人よりもむしろ周囲への影響の方が大きいのです。右に記した病気はすべて、喫煙者本人だけでなく、その周囲の人たち、いっしょに暮らしている家族などの発症リスクも高めます。実際に、夫の副流煙で

ＣＯＰＤになった女性のケースは、しばしば報告されます。

タバコの煙に含まれる有害な微粒子は、髪の毛や衣類にくっついて、長時間周囲に放出されます。喫煙者の口からは、吸い終わってから3分以上は有害物質が放出されます。

「タバコは身体に悪いから、軽いのを吸っている」という人がいますが、これがさらに、副流煙の害を大きくしています。というのは、タバコのきつさはタバコの葉そのものの違いではなく、フィルターの問題でしかないからです。つまり、吸う人にとって軽いタバコとは、外部に煙を多く出すフィルターがついているということで、その分だけ周囲にたくさん有害物質をまき散らすことになるのです。

私は薬にしろ食べ物にしろ、「これは飲んじゃダメ」とか「食べちゃダメ」と断定はしないようにしています。それを飲んだり食べたりするかどうかは、その人自身の選択だと思っているからです。**身体に悪いものでも、それを承知で利用するなら、それはその人の選択だからです。**

ただしタバコだけは、本人の選択ではないにもかかわらず、害を被る人がいます。ご主人のタバコのせいで、自分は吸わないにもかかわらずＣＯＰＤになったり、がんになったりしたのでは、泣くに泣けません。ご主人にしても、自分のせいで奥さんががんになってしまったりしたら、悔やんでも悔やみきれないでしょう。そのようなケースがあるからこそ、タバ**コはどんな理由があっても「ダメ」だと思うのです。**

34　シャワーをやめる

せっかくお風呂があるのに、入らないのはもったいない

冬でも浴槽につからず、シャワーだけという人がいます。時間がないとか、一人暮らしだから浴槽にお湯を溜めるのがもったいないという理由のようですが、せっかくお風呂があるのに、お湯に入らない方がもったいないのではないでしょうか?

お湯に入ることには、主に3つの効果があります。

まず1つ目が「温熱効果」です。好きなお湯の温度は人によってそれぞれだと思いますが、ぬるめのお湯と熱めのお湯では、効果が異なります。

38~39度ぐらいのぬるめのお湯は、副交感神経を優位にしてくれるため、夜に向いています。ぬるめのお湯に20分ほどゆっくりつかると、脈拍もゆっくりになってリラックスできますし、血流がよくなって身体が芯から温まり、筋肉の疲れもとれて、安眠できるのです。

41～42度ぐらいの熱めのお湯は、朝に向いています。熱めのお湯に短時間、目安としては5分ほど入ると、交感神経が優位になるからです。交感神経が優位になると、新陳代謝が促されて身体が活発に活動し始め、スッキリ目が覚めます。疲労物質である乳酸が減るため、疲労回復にも効果的です。

また、熱めのお湯に10～20分つかって体温を38度ぐらいまで上げると、「**ヒートショックプロテイン**」と呼ばれるたんぱく質が増えることが、近年わかってきました。ヒートショックプロテインには、傷ついた細胞を修復したり、免疫細胞を活性化させたりする働きがあるとされています。

ただし「ヒートショック」という名の通り、このたんぱく質は「熱によるストレスを感じたとき」に増えるため、毎日熱めのお湯に入っていると、それがストレスにならなくなってしまいます。そこで、私は月に1～2回このような入浴をするようにしています。実際に、42度ぐらいのお湯に20分ほど入ったあと、お風呂から出て体温を測ると、38度になっていましたが、それで具合が悪くなるようなことはありませんでした。

けれども、体温がもともと低い人は、いきなり38度まで上げようとすると身体に負担がかかりますから、平熱プラス１・５度を目安にします。平熱が35度なら、入浴後の体温が36・5度程度になればいいわけです。入浴前に水分補給をするのもお忘れなく。

２つ目が「水圧効果」です。お湯に入ると、ふくらはぎで１センチ、ウエストならば３～6センチも縮むほどの水圧がかかります。自然に加圧トレーニングをしているような状態になり、血流がよくなるため、肩凝りや腰痛、むくみなどに効果的です。また、横隔膜にも圧力がかかり、心臓や肺の機能を向上させる効果も期待できます。

３つ目が「浮力効果」です。人の身体は、水中では浮力を受けて軽くなります。要するに浮くわけですが、重力から解放されることで筋肉や関節、骨にかかっている負担が減るのです。そのため、身体全体が緩み、リラックスします。

私は基本的に夜、ぬるめのお湯に20分以上入ります。その時間が１日のなかでいちばん好きで、ゆったり自分を解放していると、ふっといいアイデアが浮かぶこともあります。リラックスしてアルファ波が出ているからかもしれませんし、ほかの理由かもしれませんが、お風呂には温熱・水圧・浮力だけでなく、さまざまな効果があるのではないでしょうか。シャワーが基本の欧米と異なり、せっかくお湯につかる習慣のある日本にいるのですから、それを生活に生かさないのはもったいないですよね。

冷え性なのに、冬でもシャワー?

身体が冷えるとか、冷え性で困っているという話を、よく聞きます。特に女性は、冷えで悩んでいる人が年齢に関係なく大勢いますが、よく話を聞いてみると、冷え性なのに1年中お湯に入らずにシャワーだけで済ませている人がいます。また、クーラーをずっとかけていて、そのせいで身体が冷えているのに、それに気づいていない人もいます。

私たち現代人は、生物としての感覚が鈍くなっているために、自分の身体が何を訴えているか、わからないことが多々あります。身体の感度がよければ、「あ、今身体を冷やしている」とか、「シャワーでは身体の中が冷えたままだ」などと感じ、クーラーを切ったり、お湯に入ったりするはずなのですが、それができないのです。

では、生物としての感覚を取り戻し、身体の声を聞き取るには、どうすればいいのでしょうか? ゆっくりお湯につかって、身体の変化に注意を向けることも、生物としての感覚を取り戻すための一つの方法だと、私は思います。

たとえば、お湯につかっても初めのうちは汗が出ません。温かいのは皮膚の表面だけで、血液が温まっていないからです。そのうちに身体の表面に近いところにある血液が温まり、徐々に循環していきます。すると、末梢血管が広がり、身体の芯も温かくなってきます。そして、じわっと汗が出ます。

ただ汚れを落とすためだけのシャワーでは、このような身体の変化は感じられないでしょう。毎日でなくてもかまいません。**ときにはゆっくりお湯につかり、じっくり自分の身体と向き合うことが、失われかけた身体感覚を蘇らせてくれるのではないでしょうか。**

35　入浴剤をやめる

タール色素が経皮吸収されて、身体中に！

お風呂に入るとき、あなたは入浴剤を入れますか？　何々温泉と銘打ったものや、泡の出るもの、果物の香りや花の香りのするもの、海の成分に森の成分、薬用入浴剤と、数えきれないほどの種類がありますし、疲労回復をはじめ、肩凝り、腰痛、冷え性、神経痛、リウマチ、痔、肌荒れ、あせも、湿疹等々、効能もたくさんあって、いかにも身体によさそうです。

けれども、本当にそうでしょうか？　実は入浴剤は、塩化ナトリウム（塩）や炭酸水素ナトリウム（重曹）、硫酸ナトリウムなど14種類の成分のうち、いずれかを合計で70％以上配合してあれば、先に書いたような効能を表示してもいいのです。ということは、食塩が70％配合されているだけでも、効能をうたえるということ。しかも、厚労省もメーカーも、臨床試験を行って効果を確認しているわけではありません。

また、入浴剤をお湯に入れると、鮮やかな緑色やオレンジ色になりますが、これはたいていタール色素によるものです。タール色素は、遺伝子に作用してがんなどを発症させる可能性のある有害物質です。「お湯に溶かすだけなら、大丈夫なのでは？」と思う人もいるでしょうけれど、皮膚には無数の毛穴や汗腺がありますから、そこからタール色素が経皮吸収されて毛細血管に入り、全身を巡ってしまいます。しかも、お湯に入ると血流がよくなりますから、経皮吸収力が高まって、危険性もより高まります。

なかには液体の入浴剤もありますが、成分を水に溶かすと腐りやすいため、防腐剤としてパラベンが使われていることがあります。パラベンにはメチルパラベンやエチルパラベンなどいくつかの種類がありますが、いずれも有害物質です。強い刺激があるため、皮膚に触れたり目に入ったりすると、炎症を起こすことがあるのです。

ついでに言うと、パラベンはウエットティッシュにも、メイク落としシートにも、赤ちゃんのお尻拭きにも含まれています。もしもパラベンが含まれていなかったら、ウエットティッシュなどは、あっという間にカビだらけになるはずです。

さらに、お湯に溶けた成分は、湯気となって鼻や喉の粘膜に吸収されます。「ああ、いい匂い」と湯気を吸い込むと、合成香料とともに色素や防腐剤もまた、鼻や喉から吸収されるのです。

とは言え、「ただのお湯では何となく味気ない」という人も多いと思います。そのような人は、天然塩やエッセンシャルオイルを使うとよいのではないでしょうか。私もお湯には天然塩を入れ、エッセンシャルオイルを垂らして香りを楽しんでいます。身体を洗う際にも使うのは天然塩。界面活性剤などが入っているボディソープは使いません。

毎日シャンプーしなくても大丈夫

実は、私は1週間に1回しかシャンプーをしません。こう言うととても驚かれるのですが、それで髪の毛が臭うとか、フケが出るということもなく、白髪もありません。

もちろん、以前は私も毎日シャンプーしていました。使っていたのは、ごく普通のシャンプーとトリートメントです。それが、薬を使わない薬剤師として活動するようになって、「悪いものを身体に入れたくない」との思いから、シャンプーもノーシリコンのものを、オーガニックのものをと、どんどん精選していきました。けれども、どうしてもそこには泡立てる成分が入っているわけで、最終的に身体にいいものではないのです。

「では、どうするか?」と考え、至った結論が「だったら、使わなければいい」でした。そして、毎日していたシャンプーを、1日おきにして、2日おきにして、今は1週間に1回です。シャンプーを使わずにお湯だけで洗うこともしていません。それでも、よく「髪、きれいですね」とか「艶がありますね」と言われます。

私は国際感食協会でウォーキングの教室を主宰していますから、毎日運動もしますし、代謝もいい方だと思います。それが1週間洗わなくてもまったく問題ないのは、おそらく食べるものの影響でしょう。汗には、食べ物の臭いが出ます。薬を飲んで汗をかけば薬の臭いがしますし、お酒を飲んで汗をかけばお酒の臭いがします。私は、悪いものをできるだけ身体に入れないようにしていますから、それであまり臭いがしないのだと思います。

また、フケが出ないのは、むしろやたらに洗わないからでしょう。フケは、頭皮にある皮脂をとってしまうと、かえって出ます。朝シャンして夜もシャンプーして、といった状態は頭皮によくないのです。

ただ、誰もがシャンプーを週に1回に減らせるかといったら、そうではないと思います。汗っかきの人や脂性の人には辛いでしょうし、食べたものの臭いが出るという問題もあります。要は**自分は何を減らせるかを考えて、自分が減らせるものを減らせばいいのです。**

私の場合、お化粧はしたいので、食べても大丈夫という化粧品を使ってではありますが、毎日します。けれども、シャンプーは毎日しなくてもいいと思えるので、これが私にとっての「減らせるもの」です。反対に、「シャンプーは毎日したいけれど、お化粧はしなくてもいい」という人もいるでしょう。**誰かがやめているからやめるのではなく、自分がやめられるものをやめればいいのです。**

36　腐らない食べ物をやめる

非常食を毎日の食事に使う？

何年か前に、スーパーからサバ缶が消えたことがあったのを、ご存知でしょうか？ テレビ番組で、「サバ缶を食べると、やせるホルモンが大量に出る可能性がある」「やせる努力をしなくてもやせられる物質がある」などと紹介されたため、放送翌日にはサバ缶が姿を消したのです。また、「夜トマトダイエット」といって、夜トマトを食べるダイエット法が注目されたときには、トマト缶が手に入らなくなりました。

缶詰をはじめ、レトルト食品、冷凍食品、ペットボトル飲料など、私たちの周囲には非常にたくさんの〝腐らない食べ物〟があります。これらの食品はとても便利ですし、時間がないときや、緊急時には役に立ちます。災害時に役立つのはもちろんですが、たとえばお母さんが病気になったときなど、レトルトカレーとパックライスがあれば、子どもたちだけでもご飯が食べられます。

けれども、缶詰やレトルト食品はもともと軍用食として開発されたものですし、食品の冷凍技術は、日持ちしない果物などを保存するために開発されたものです。つまり非常食、保存食であって、それを毎日使うとか、身体にいいから使うというのは、おかしなことなのです。もしも、本当にサバや夜トマトにやせる効果があるのなら、缶詰ではなく生のサバや、生のトマトを使えばいいのではないでしょうか。

私は、保存料や防カビ剤などの食品添加物を加えたものも含め、缶詰やレトルト食品などの腐らない食品には〝生命力〟がないと思っています。長期保存するために加圧加熱殺菌したり、凍らせたり、添加物を加えたりすることで、本来の食品とは違うものになってしまっていると思うからです。しかも腐らない食品は、食材を収穫してから長い時間が経っています。果たして、食品本来の栄養価がどれだけ保たれているのでしょうか。

さらに、缶やレトルト食品の袋は、内側の素材が溶け出すという問題もあります。たとえば、缶詰の内側に塗布されるエポキシ樹脂やフェノール系樹脂からは、内分泌攪乱物質が溶け出すことがわかっています。内分泌攪乱物質は「環境ホルモン」とも呼ばれ、体内に入るとホルモンと似た作用をし、生物本来のホルモン分泌系を乱して、生殖機能などに悪影響を与える化学物質です。非常時ならともかく、毎日の食事に缶詰やレトルトを食べるのは、いかがなものでしょうか。

ファーストフード、コンビニ弁当、デパ地下……

腐らないわけではありませんが、ファーストフードやコンビニ弁当、デパ地下のお惣菜などにも、私は生命力を感じません。

ファーストフードの揚げ物には、トランス脂肪酸が含まれたショートニングが使われていることがあるのは先に述べた通りですし、価格が安いものには安いなりの理由があります。牛肉100％のハンバーガーが100円で食べられたり、牛丼が300円で食べられたりするとしたら、その肉は、餌代がかからないようにホルモン剤で早く大きくした牛の肉かもしれません。

では、高価なものならいいのでしょうか？ 残念ながら、そうとも限りません。有名レストランや料亭のお惣菜が並ぶデパ地下は、大好きだと言う人も多いのですが、並んでいるお惣菜はその場で作られているわけではありません。冷凍食品が使用されていることもあれば、保存料などを使っているものもあります。全部がそうだというわけではありませんが、外見からは見分けがつきません。

「今日は友だちと家でパーティをするから」とか、「あの料亭のお弁当、食べてみたかったのよ」といった風に、たまに利用する分にはまったく問題ないと思います。けれども、日常的にできあいのお惣菜を使ったり、毎日コンビニ弁当を食べたりするのは、やはり身体によいとは言えないでしょう。

それが当たり前だと、考えないようにする

今、お茶やお水はペットボトルが当たり前になっています。外で飲むだけでなく、家でも自分でお茶をいれずに、ペットボトルのお茶を飲む人がいます。何となく安全だと思って、というよりも特に意識せずに飲んでいると思いますが、本当にいいのでしょうか？

ペットボトルには、通常の使い方でも環境ホルモンを出す可能性があると指摘されていま す。環境ホルモンは、先ほども述べた通り、体内に取り込まれるとホルモンのような働きをして、本来のホルモン分泌系を乱してしまう化学物質です。

また、ペットボトルには気体を通す性質があるため、空気が入り込んで中のものが酸化し

ますし、臭気のある環境に置くと内容物に臭いがつきます。お茶をはじめ、多くのペットボトル飲料にビタミンCが添加されているのは、空気中の酸素によって飲料が酸化するのを防ぐためなのです。

さらに、ペットボトルはアルコールや酸、塩基（アルカリ）、熱などにも弱いことがわかっています。熱に弱いのに、寒い季節にはお茶などが、ペットボトルごと温めて売られています。蓋がオレンジ色のものは、あらかじめ温めることを想定して作られたそれ用のペットボトルだそうですが、本当に大丈夫なのでしょうか。

最近は醤油や料理酒、みりんなどの調味料や食用油なども、ペットボトルに入っています。ペットボトルに入ったお酒もあります。誰もが知っている大企業の油や醤油やお酒ですから、みんな疑問を持たずに買うのだと思いますが、私には身体にいい感じがしません。端的に言えば、イヤな感じがします。

ガラス瓶ならば、何世代も前から使われてきたわけで、身体に害がないことはわかっています。けれどもペットボトルは、短期間のデータには問題がなくても、今後何十年も経ったとき、あるいは子や孫の世代になったとき、遺伝子レベルで何らかの問題が起こらないとは限りません。新薬と同じで、新たに登場したものの本当の危険性は、何十年も経たなければわからないのです。ペットボトル飲料を飲むのが当たり前とか、調味料やお酒がペットボトルに入っているのが当たり前だとは、思わない方がいいのではないでしょうか。

37 塩分カットをやめる

高血圧は、本当に塩分を控えれば治る？

健診などで血圧が高かった人は、医師から塩分を減らすように指導されます。日本人の食事摂取基準（2015年版）では、食塩摂取の目標量は、成人男性で1日8g未満、成人女性で1日7g未満ですが、日本高血圧学会の目標値は1日6g未満で、しかもこれは中間目標。最終目標は1日3・8g程度としています。

現在の食事摂取基準の約半分が最終目標だと言われれば、「塩分はもっとずっと減らさないといけないんだなあ」と思いますよね。ところが、塩分を減らせば血圧が下がるかというと、必ずしもそうではないのです。塩分による血圧上昇の程度（食塩感受性）には個人差があり、**塩分をたくさん摂ってもまったく血圧が上がらない人もいるのです。**ということは、塩分カットしても血圧の下がらない人もいるということです。

もちろん、塩分の摂り過ぎが原因で高血圧になっている人は、塩分をカットすれば血圧が下がります。けれども、だからといって全員が塩分をカットする、ということにはならないでしょう。

だいいち、それほど血圧が高いわけでもないのに、あるいは極端に塩分をたくさん摂っているわけでもないのに、塩分カットするのは身体にいいことなのでしょうか?

たとえば寒い地方では、ある程度塩分を摂らないと身体が熱を作れません。塩分は身体を温め、カリウムは身体を冷やしますから、寒い地方の人はしょっぱい漬け物などを好み、暑い地方の人はカリウムたっぷりの果物などを好むのです。「身土不二」については前にも述べましたが、その土地の風土と身体は別物ではありません。寒い地方も暑い地方も一律に塩分カットしていいというわけではないでしょう。

また、「高血圧だから、1日6g以内にしなきゃいけない」と神経質になって、いちいち塩分量をメモしたりするのも、よくないように思います。そのせいでストレスが溜まって、さらに血圧が上がってしまったりするのではないでしょうか。数値は、あくまでも目安です。数値に振り回されることなく、自分の身体の声に耳を傾けて、感じながら食べることの方が大事だと思います。

38　手をかけ過ぎることをやめる

食材そのものの味と形を見せるのも大事

料理が上手なお母さんや奥さん、あるいはお父さんやご主人がいると、とてもうらやましがられます。家族が凝ったものを作ってもらえるからで、子どもたちのおやつも、手作りのケーキやクッキーだったりします。

もちろん、料理が上手であるに越したことはありません。手作りの凝った料理やおやつはとてもおいしく、たっぷり愛情がこもっています。でも、いつもそうでなくてもいいと、私は思います。子どもたちのおやつなら、夏は丸ごとのキュウリやトマト、秋ならふかしたサツマイモや栗なども、とてもおいしいです。

というのも、子どもたちにとって、食材そのものの自体の味や形を覚えるのも、大事なことだと思うからです。たとえばスイートポテトは、見た目はサツマイモ風ですが、滑らかでこっくりと甘く、決してサツマイモそのものではありません。サツマイモは本来、ほのかな甘みと、繊維質の硬さやデンプンのほくほくした舌触りを感じるものです。

また、かまぼこやさつま揚げを食べたとき、「魚の命をもらっているのだから、感謝!」と思う人がどれくらいいるでしょうか。でも、イワシやサンマを丸ごと食べれば、否応なく魚の命をもらっていることを感じざるを得ません。今は、骨を全部抜いた魚が売られていますし、給食でも出されたりしていますからなおさらでしょう。

野菜なら丸ごとそのまま、魚なら丸ごと焼いただけというのは、決して手抜きではありません。凝った料理を作れる人も、ときには素材を丸ごと出すというのもいいと思います。

39　冷暖房をやめる

汗をかかないと、汗をかけなくなってしまう

小学校では、夏の午後になると熱が出て、具合が悪くなってしまう子どもたちがいます。冷暖房完備の病院で生まれ、冷暖房完備の家で育ったために、汗腺が発達していないのです。

汗腺は3歳頃までの環境によって発達しますから、乳幼児期に汗をかかないと、暑くても汗をかけないようになってしまいます。そのため、暑くても汗をかけず、午後になると体温が上がってしまったり、運動をすると体温が上がってしまったりする子がいるのです。これは熱中症と同じ状態ですから、放っておくと危険です。

したがって、特に子どもがいる家庭は、冷暖房を使い過ぎないことが大事です。夏は暑さを、冬は寒さを体験することによって、暑いときは汗をかいて身体を冷やし、寒いときは筋肉を震わせて身体を温めるという、人に本来備わった体温調節機能が発達するのです。適度な運動をして汗をかき、筋肉をつければ、体温調節機能はさらに高まります。

もちろん大人も、ずっと冷暖房を使い続けていると、やがて体温調節機能が衰えて、汗をかけない身体になってしまいます。暑くて汗をかいたときや、寒くて震えたときには、「イヤだなあ」と思わずに、「汗をかくのも震えるのも、恒常性維持機能が高い証拠だ！」と思って暑さ寒さを楽しむといいのではないでしょうか。

ただ、高齢者の場合は、別の配慮が必要です。高齢になると感覚器官の働きが鈍って、暑さをあまり感じなくなります。そのため夏でも厚着をしたり、クーラーどころか扇風機も使わず、閉め切った部屋にいたりすることがあります。しかも喉の渇きも感じにくいため、水分もあまり摂りません。こうなると熱中症を起こしてしまいますから、高齢者はきちんと冷暖房を活用した方がいいのです。

寒いときに、暖かい室内で冷たいものを飲む?!

暑いとき喫茶店に入ると、クーラーが効いた店内で、アイスコーヒーなどの冷たい飲み物を飲んでいる人を見かけます。あるいは冬でも、暖房の効いた店内で冷たい飲み物を飲む人がいます。これって、両方おかしくはないでしょうか?

夏の炎天下であれば、冷たい飲み物を飲むのはわかります。身体を冷やす必要があるからです。ところが喫茶店に入って、「クーラー効かせ過ぎだよね」などと言いながら、飲むのはやはり冷たいものです。クーラーで身体が冷えたなら、温かい飲み物を飲めばいいのではないでしょうか。というよりも、クーラーの効きを弱くして、冷たい飲み物を飲まないとまだ暑い、ぐらいにしておくのがちょうどいいのではないでしょうか。

冬は冬で、冷たい飲み物を飲んでも平気なぐらい暖房を効かせておくのが、果たしていいことなのでしょうか。喫茶店やレストランに入るとお水が出ますが、そのお水に冬でも氷を入れる必要があるのでしょうか。

私たちはあまりにも冷暖房に慣れ過ぎてしまっていて、冷暖房を使うことに違和感を覚えなくなっています。冷蔵庫や冷凍庫もあるのが当たり前で、年中冷たいものを飲んだり食べたりすることにも違和感を覚えません。けれどもそれは、生物本来の身体のありように反しています。もっと身体感覚を大事にして、ときには冷暖房を控える、あるいはやめる選択をしてもいいのではないでしょうか。

40　夜型生活をやめる

朝日を浴びてセロトニンをしっかり出す

あなたは、よく眠れていますか？　なかなか眠れないとか、眠りが浅くて夜中に目が覚める、といった人も多いと思います。眠れない日が続くとつらいので、「病院に行って睡眠導入剤をもらった方がいいのかなあ」と迷っている人もいるかもしれませんが、ちょっと待ってください。もしかしたら、よく眠れないのは生活習慣のせいかもしれません。

夜型生活で朝日を見ることがないとか、朝起きても部屋の中でじっとしているといった人は、眠りの質が悪くなってしまうのです。

睡眠には、〝睡眠ホルモン〟と呼ばれるメラトニンがかかわっていますが、メラトニンを作るにはセロトニンが必要で、セロトニンを出すには朝日を浴びたり、朝に運動したりすることが大事だからです。

私たちの身体は、夕方になるとメラトニンの分泌量が増えて体温が下がり、活動性が低下して眠る態勢に入ります。メラトニンがうまく出ないと眠くならないわけですが、メラトニンを作る材料がセロトニンなのです。そしてセロトニンは、朝日を浴びて光を感じることによって分泌されます。さらに、朝の運動もセロトニンを増やします。体操や散歩をすればもちろん増えますし、布団の中で仰向けになったまま、手足を伸ばして深呼吸したり、手を開いたり閉じたりするだけでもセロトニンが増えると言われています。

また、セロトニンはリズム運動をすることでも分泌が盛んになります。身体を動かしてリズム運動をすることはもちろん、意識して深い呼吸をする、よく噛んで食べる、リズミカルに歩くといったことも有効です。

セロトニンがきちんと分泌されると、体内時計がしっかり働き、体温も高く保たれます。

そして、朝日を浴びてからおよそ15時間経つと、セロトニンがメラトニンに変わり始めるのです。

睡眠時間よりも、睡眠の質が大事

できれば朝型生活をした方が質のよい睡眠をとれるわけですが、サービス業や製造業で夜働かなければならない人もいますし、みんながみんな朝型生活をできるわけではありません。そこで、夜型生活をせざるを得ない人は、夜型なりに睡眠の質を上げることを考えましょう。

まず、セロトニンをできるだけ増やすために、リズム運動を心がけます。リズム運動は朝でなくてもかまいませんし、歩く、呼吸する、食べるといった日常動作のなかでできますから、忙しい人にもお勧めです。

また、セロトニンはトリプトファンというたんぱく質から作られますが、トリプトファンは人の体内では作れない必須アミノ酸です。したがって、トリプトファンを含む肉や魚、魚卵、納豆や豆乳、お米などをきちんと食べることも大事です。

食事は、少なくとも寝る2時間前、できれば3時間前までに済ませること。寝る直前に食事をすると、それを消化しなければならないために、私たちの身体は体温を下げることができないのです。パソコンやテレビも、画面を見ると脳が覚醒してしまいますから、寝る直前まで見ているのはよくありません。

さらに、ぬるめのお風呂にゆっくり入ったり、音楽を聴いたりして副交感神経を優位にすることも大事ですし、パジャマに着替えたり、軽めのストレッチをしたりと、自分なりの入眠儀式を行うことも大事です。

ところで、「夜10時から夜中の2時までが〝睡眠のゴールデンタイム〟だから、この時間帯に眠った方がいい」と言われているのを、ご存知でしょうか。

傷ついた体組織を修復・再生する働きのある成長ホルモンが、この時間帯に最もたくさん出るからというのですが、私は必ずしもこの時間帯に眠る必要はないと思います。生活様式も多様になり、この時間帯に働かなくてはならない人もいます。成長ホルモンは深い眠り、すなわちノンレム睡眠のときに分泌されると言われていますから、質のよい深い眠りが得られれば、時間帯に関係なく分泌されるはずなのです。

つまり、何時に寝るかを気にするよりも、できるだけ質のよい眠りを得られるような生活習慣を心がけること。その方が大事ではないでしょうか。

第4章　身体・運動編

健康法で身体的なこと、あるいは運動というと、「歩く」「走る」「揉む」など、何かを「する」のが一般的ですが、必ずしも何かをするのがいいとは限りません。いいと思って始めたことが、かえって負担になってしまうこともありますし、もっと簡単で効果的な方法があることもあります。

何気なくやっている動きをやめる、ちょっとした身体の使い方をやめる、つい頼ってしまうものをやめるなど、「**身体・運動に関する何かをやめる**」ことを考えてみましょう。

41　口呼吸をやめる

鼻は高性能加湿機能付き空気清浄機

私は、鼻を〝高性能加湿機能付き空気清浄機〟と呼んでいます。鼻は、吸った空気を温め、湿り気を与えて、外気が凍り付くような寒さでも、肺がダメージを受けないようにしてくれます。さらに、空気中のホコリや細菌などを鼻毛や線毛で絡めとり、鼻水や咳、痰などととともに排出して、有害物質が体内に侵入しないようにしてくれます。

鼻は本当によくできた呼吸器ですが、実は、日本人の約半数は口呼吸していると言われていますし、子どもでは8割が口呼吸しているという指摘もあります。本来、口は呼吸器ではありませんが、人はほかの動物と違って言葉を話すため、それに伴って口で呼吸することを覚えたようなのです。

酸素を取り込むだけならば、口でもかまわないのですが、残念ながら口には加湿機能も空気清浄機能もついていません。そのため、乾いた冷たい空気も、ホコリや細菌も、そのまま体内に取り込んでしまいます。すると、口が渇いて唾液が不足し、虫歯や歯周病になりやすいですし、カゼやインフルエンザにもかかりやすくなります。さらに、口の粘膜が炎症を起こし、それが免疫細胞に異常をもたらして、アレルギーなどの原因になるとも言われています。

呼吸を鼻でするのと口でするのとでは、大違いなのです。したがって、「そう言えば、口呼吸しているなあ」と思い当たる人は、口呼吸をやめて鼻呼吸を身につけるだけで、免疫力がぐんと上がります。

鼻呼吸のポイントは、口を閉じたときの舌の位置です。**舌先が、下の歯の内側についてい**

る人は口呼吸をしている可能性が高く、上の歯の内側についている人は、鼻呼吸ができている可能性が高いのです。もしも舌先が下の歯の内側や上下の歯の間についていたら、意識して上の歯の内側につくようにしてみてください。そのポジションに舌を維持できるようになると、鼻呼吸ができて、寝るときも口を閉じていられるようになります。

ところで、気をつけたいのがマスクをかけたときです。普段は鼻呼吸をしているのに、マスクをかけたために油断して、あるいは息苦しさを感じて、口呼吸をしてしまう人がけっこういます。それではマスクの意味がありませんから、マスクをかけたときも、意識して鼻呼吸をするようにしましょう。

深呼吸は息をゆっくり吐いてから吸う

呼吸でもう一つ大事なのは、深呼吸です。深呼吸を上手に生活に取り入れることで、心と身体を簡単にリフレッシュできるようになります。

腹式呼吸と胸式呼吸は、どちらでもかまいません。ただ、**深呼吸するときは「息を吐いてから、吸う」ようにしましょう。**日本人は、ラジオ体操や学校の体育で「吸ってから吐く」

ように指導されるため、深呼吸というと、まず息を吸う人がほとんどです。けれども、お風呂だって、古い水を抜いてから新しい水を入れなければ、きれいにはなりません。肺も同じです。そもそも吸ってから吐くなら、「呼吸」ではなく「吸呼」ですよね。

人の呼吸では、**吐く息は副交感神経を、吸う息は交感神経を優位にすると言われています。**たとえば、私たちが緊張したあとで「フー」と長く息を吐くのは、無意識のうちに副交感神経を優位にして、心身をリラックスさせようとしているためです。反対に、ボクサーが試合の前にスッスッスッと短く息を吸い込むのは、交感神経を優位にして緊張を高め、戦闘モードに入るためなのです。

日常生活における深呼吸は、まず初めにゆっくり時間をかけて息を吐きます。そして肺を空にしてから、新鮮な空気を吸い込みます。吐くときは、吸うときの倍ぐらいの時間をかけるとよいでしょう。長く息を吐くことで緊張が和らぎ、新しい空気を取り込むことで心身が活性化します。

このような深呼吸を、朝起きたときや寝る前、緊張が高まったときや疲れたときなどに3回ほど繰り返すと、簡単に心身をリフレッシュすることができ、同時に免疫力も上がっていきます。

42　猫背をやめる

頭痛、肩凝りは猫背が原因だった！

深呼吸をするとき、あなたはどうしますか？　胸を開いて反らしますよね。反対に、猫背だとどうでしょう。深呼吸できるでしょうか。

呼吸と姿勢は関連していて、実際に**猫背の人は呼吸が浅い**のです。呼吸が浅いと、取り込む酸素の量が少ないため代謝が悪くなり、体温が低下します。体温が低下すれば血流も悪くなり、免疫力も下がってしまいます。**猫背だと、自然治癒力が弱まってしまう**のです。

さらに、**頭痛や肩凝りも多くの場合、猫背が原因です**。私たちの生活における動作は、パソコンのキーを打つのも、本を読むのも、料理を作るのも、ほとんどが前屈みです。つまり猫背になっているわけで、この姿勢でいると血管や神経が圧迫され、血流が悪くなって肩や首が凝ったり、痛みが出たりします。

私が長年ひどい頭痛や肩凝り、胃痛などに悩まされていたのも、あとになって思えば猫背が原因でした。猫背で胃痛になるとは普通思いませんが、猫背だと胃も圧迫されるため、胃痛が起こることもあるのです。

それを何とか押え込もうとして、薬を大量に飲み続けていたことは、これまでにお話しした通りです。また、そんな私が薬を必要としなくなったのは、ウォーキングを学び、正しい立ち方や歩き方を身につけたからでした。

ということは、**今まさに頭痛や肩凝りに悩んでいる人も、猫背をやめて正しい姿勢を身につければ、治る可能性があるということです。**それに、**猫背をやめれば呼吸が深くなり、酸素の供給量が増えて体温が上がり、血流がよくなって、免疫力も上がります。**猫背をやめるという、たったそれだけのことで、人の身体はよくなるのです。

肩甲骨が健康のコツ、動かせば代謝がよくなる

では、猫背をやめるには、どうすればいいでしょうか？　私は常々「**肩甲骨は健康のコツ**」とお話ししていますが、猫背をやめて正しい姿勢を身につけるコツも、肩甲骨にあります。

猫背になって何かをしているとき、私たちの肩甲骨は左右にピンと張って固まっています。肩甲骨と肩甲骨の間に緩みがなく、背中が緊張した状態と言ってもいいでしょう。この姿勢を続けると、「僧帽筋」という首から肩、肩甲骨にかけてを覆う筋肉が緊張し、頭痛や肩凝りが起こってきます（図1）。つまり、反対に**肩甲骨と肩甲骨の間を緩め、僧帽筋の緊張を解くことで、猫背が解消されて正しい姿勢をとることができる**わけです。

試しに、左右の肩甲骨の間を緩め、まっすぐ前を見て立ってみてください。適度に胸が張って、背骨が自然なS字カーブを描いていませんか？　**肩甲骨を意識して立つことで、正しい姿勢が身につく**のです（図2）。

さらに、肩甲骨を動かすことで、**脂肪の燃えやすい、代謝のいい身体を作ることもできます**。人の脂肪細胞には「白色脂肪細胞」と「褐色脂肪細胞」があって、肩甲骨の周辺には褐色脂肪細胞がたくさんあります。白色脂肪細胞は脂肪を溜め込みますが、褐色脂肪細胞は脂肪を燃焼させるため、肩甲骨をよく動かせば、褐色脂肪細胞が働いて脂肪が燃焼し、代謝のいい身体になるのです。

とは言え、猫背の人は肩甲骨周りが固まって可動域が狭くなっていますから、上手に肩甲骨を動かすことができません。そのような人には、以下のような運動がお勧めです。

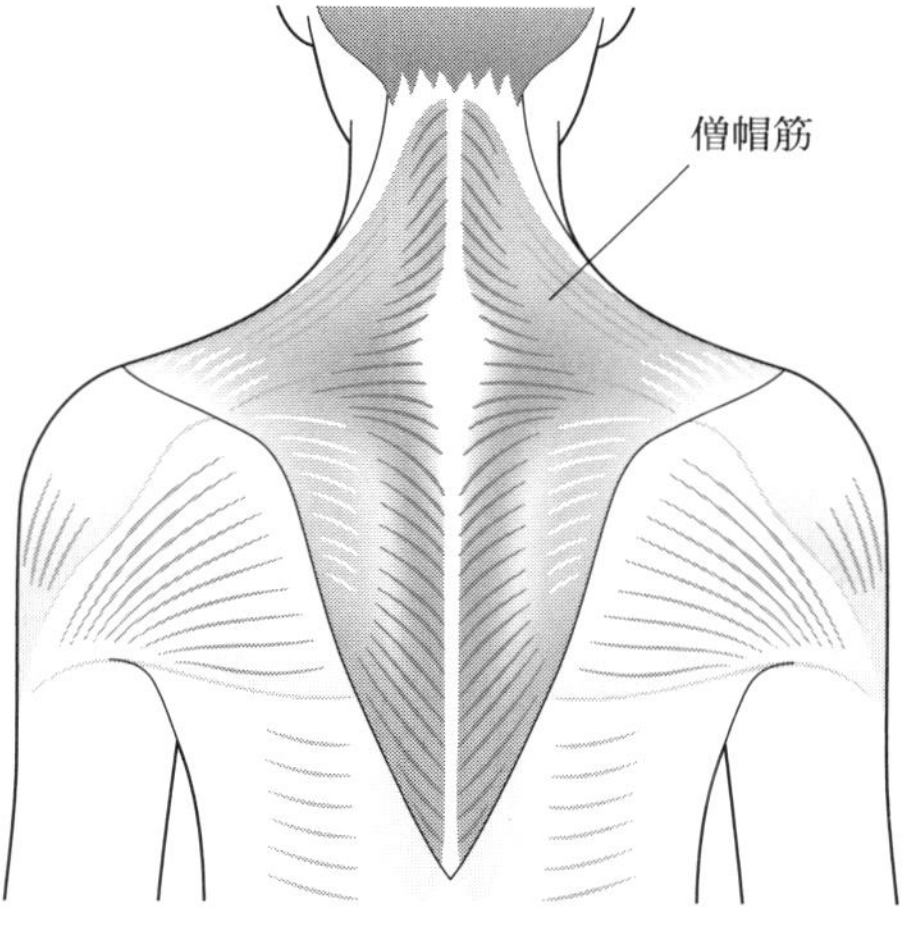

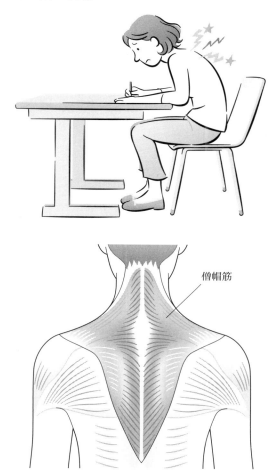

図1　猫背姿勢（上）を続けると、首から肩、肩甲骨を覆う「僧帽筋」（下）が緊張し、頭痛や肩凝りの原因となる

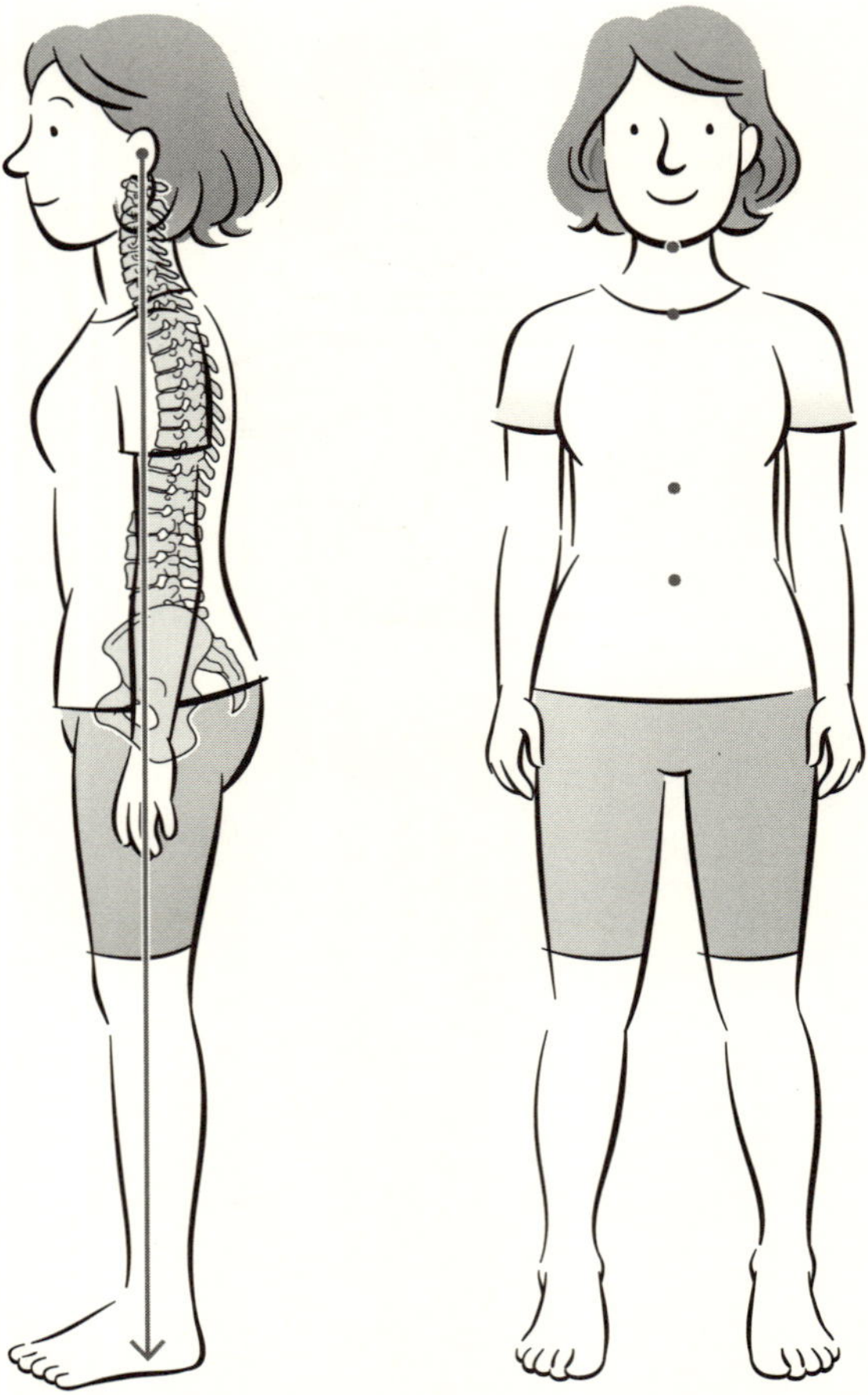

図２　左右の肩甲骨の間を緩め、まっすぐ前を見て立つことで、適度に胸が張って背骨が自然なＳ字カーブを描く。肩甲骨を意識して立つことで、正しい姿勢が身につく

まっすぐ立って、両手をお尻の後ろで軽く組みます。背筋を伸ばし、肩甲骨をできるだけ寄せて、そのまま腕を上に上げていきます（図３）。

腕が床と平行になるまで上げるのですが、おそらくそこまで上がらない人が多いと思います。肩甲骨周りが硬くなっているからです。でも、悲観することはありません。この運動を毎日、思いついたときに数回ずつ繰り返すことで、徐々に可動域が広がっていきます。すると、**徐々に褐色脂肪細胞も働きやすくなり、猫背も解消されて、首や肩の痛みも軽減していくはずです。**

43　電車の中でのスマホをやめる

視線を上げると姿勢がよくなる

先日、電車のつり革につかまり前を見たら、シートに座っている人たちが一列全員マスクをかけて、うつむいてスマホをいじっているという、異様な光景に出くわしました。何だかＳＦ映画の中にでも入り込んでしまったような感じです。

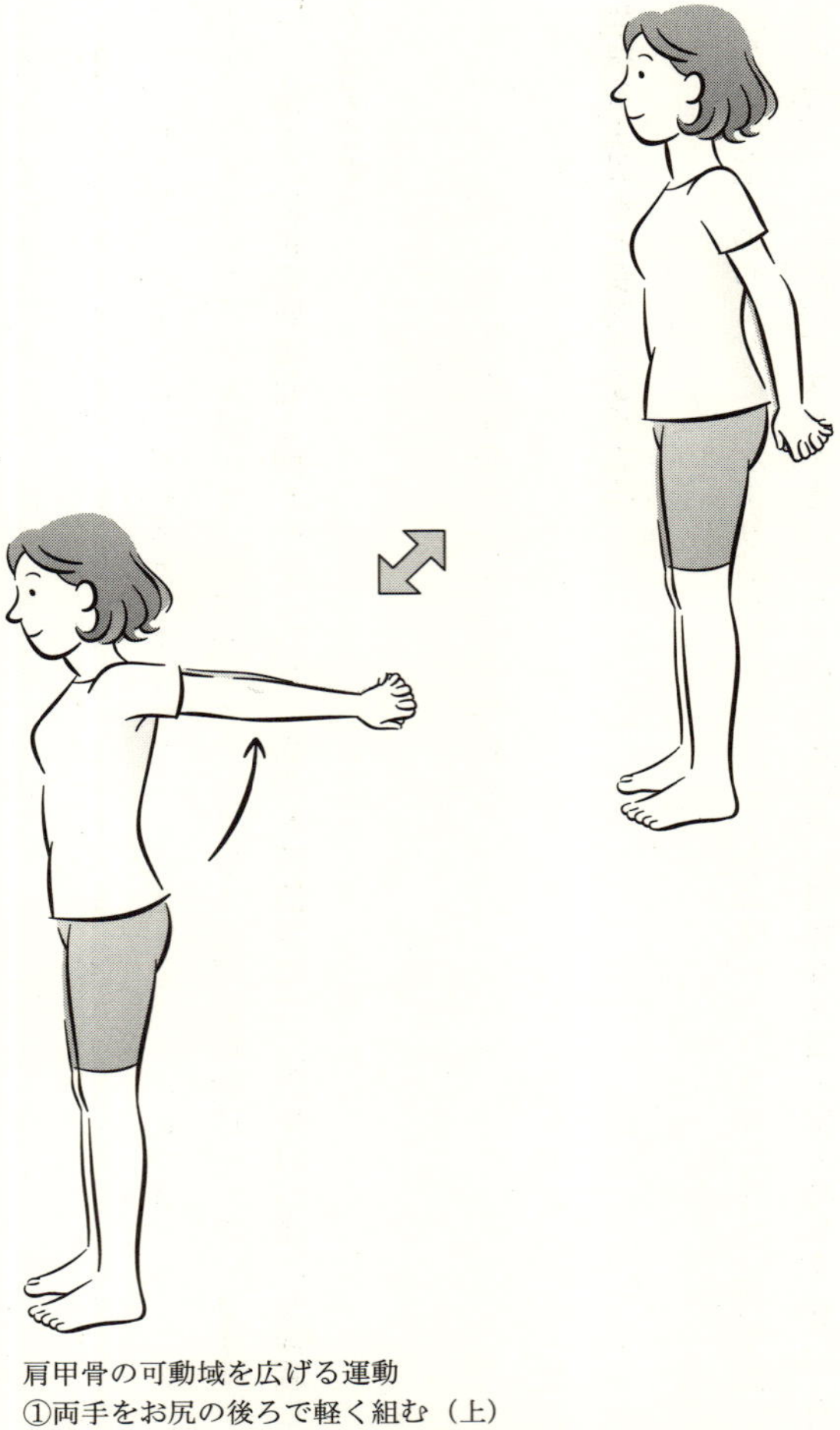

図 3　肩甲骨の可動域を広げる運動
①両手をお尻の後ろで軽く組む（上）
②背筋を伸ばし、肩甲骨をできるだけ寄せて、そのまま腕を上に上げていく（下）

けれども、このような光景は、毎日電車通勤している人たちにとっては、珍しくも何ともないのかもしれません。マスクの人も大勢いますが、スマホや携帯電話はそれ以上で、電車の中では、スマホや携帯電話をいじっていない人を見つける方が難しいくらいです。

シルバーシートのそばでなければ、スマホや携帯電話をいじってもかまわないわけですが、問題は姿勢です。**全員がうつむいて、手に持ったスマホに顔を近づけているのです。**つまり、猫背になって首を前に突き出しているということで、長時間この姿勢を続ければ、**ストレートネックになってしまいます。**

ストレートネックとは、首の自然なカーブが失われた状態で、首が動かなくなったり、頭痛や肩凝りが起こったり、めまいやふらつき、手の痺れ、吐き気などが出たり、ひどい場合は自律神経失調症を発症することもあります。

それを防ぐには、猫背になって顔を手元に近づけるのではなく、視線を上げて手を顔に近づけることです。**背筋を伸ばし、視線を上げることで、身体への負担が少なくなります。**

また、ときにはスマホや携帯電話を見ずに、ぼんやりしてみてはいかがでしょうか。特に、会社でパソコンを見る時間が長い人は、画面を見ない時間を作ることが大事です。いつも画面を見ていると、交感神経が働きっ放しになってしまい、副交感神経がうまく働かなくなってしまいます。

44　自転車・自動車をやめる

〝第2の心臓〟ふくらはぎのポンプ機能を高める

あなたは、歩いて10分か15分のところにあるスーパーに、自転車で買物に行っていませんか？　あるいは、駅前の郵便局や銀行に行くにも、すぐそこのコンビニに行くにも、車に乗って行っていませんか？　もし、そうだとしたら、自転車や自動車をやめませんか。そして、歩きましょう。

歩くことは、意識しなければ単なる日常の動作ですが、ちょっと意識することで、健康維持に最適な〝ウォーキング〟に変わります。では、何をどう意識すれば、日常動作をウォーキングに変えられるのでしょうか？

まず、意識するのは、**ふくらはぎの筋肉**です。ふくらはぎの筋肉は血流に大きな影響を及ぼす非常に重要な筋肉ですし、不思議なことに**人の身体は、そこに意識を集中することで、**

より効果が高まります。

血液は、心臓から動脈を通って全身に送り出され、静脈を通って心臓に戻ります。ところが、地球には重力がありますから、いちばん下の足にたどり着いた血液を、上の方にある心臓まで戻すのはとても大変です。心臓のポンプ作用だけでは不十分なため、**ふくらはぎの筋肉が収縮と弛緩を繰り返して〝ミルクを搾るような動き〟をし、静脈を圧迫することで血液を心臓へと押し戻します。**これが「**ミルキングアクション**」と呼ばれるふくらはぎのポンプ作用で、このポンプ作用があるために、ふくらはぎは〝**第2の心臓**〟と呼ばれるのです。

したがって、歩くときにふくらはぎを意識し、ポンプ作用を高める歩き方をすれば、全身の血流がよくなり、代謝がよくなって体温が上がり、免疫力が高まるという好循環が生まれます。さらに、歩けば筋肉もつきますから、転びにくくなるという効果もあります。

ウォーキングでつく筋肉は、赤筋もしくはインナーマッスルと呼ばれる、持久力を高める筋肉です。いうなればマラソンランナーの筋肉ですが、それに対して短距離走者の筋肉は白筋またはアウターマッスルと呼ばれ、瞬発力を高める筋肉です。

赤筋は有酸素運動のときに使われるため、酸素をエネルギーに変える働きをするミトコンドリアがたくさんあります。このミトコンドリアは大量の鉄分を保持しており、鉄が酸素と結びついた赤い色をしているために、筋肉も赤いのです。

赤筋は細くしなやかで、鍛えても体重が増えないので、身体への負担がありません。また、白筋がすぐつくのに対して赤筋はつけるのに時間がかかりますが、その代わり一旦つくと落ちにくいという特徴があります。そして、25歳を過ぎると衰える白筋に対して、**赤筋は何歳になってもつけられる**という、ありがたい特徴もあります。

今、ふくらはぎを揉む健康法がはやっていますが、**ふくらはぎを揉むよりは、やはり歩いた方がいいと私は思います。**揉むのと同じかそれ以上の効果があり、揉むだけではつかない筋肉もつけることができるからです。

手は前に出さないで、後ろに引く

では、どう歩けばふくらはぎのポンプ作用が高まるのでしょうか?

足を引きずるような歩き方をしていても、ポンプ作用は高まりません。リズミカルにつま先で地面を蹴り踵で着地して、ふくらはぎに刺激を与えることが大事で、このときのポイントは、**腕を後ろに引くこと**です。

私たちは小学校で行進の仕方を習いますが、その際には「右手と左足を同時に前に出す」と教わります。右手と左足、左手と右足をペアにして、手を勢いよく前に出すことで、身体を前に進ませるというわけです。けれども、これはよくありません。手を前に出せば出すほど身体は前のめりになり、猫背になってしまいます（図４上）。つま先で地面を蹴り、踵で着地するとき大事なのは、腕を後ろに引くことなのです。

意識としては、**右手を後ろに引き、同時に右足を前に出し、左手を後ろに引き、同時に左足を前に出します**（図４下）。ウォーキング教室でこう言うと、みなさん最初は混乱します。前に出ているのは右手と左足、左手と右足ですから、形としては行進と同じなのですが、意識を変えるとうまくできないのです。

そこで、まずは片方ずつ意識すると、うまくいきます。外を歩くときはバッグを持っているでしょうから、バッグを持っている方の手を動かさないようにして、もう一方の手だけ意識して後ろに引くのです。こうして片側ずつ練習すると、そのうち両側いっしょにできるようになります。

歩く人の姿を見ていると、たいていの人は荷物を持っていてもいなくても、手をほとんど

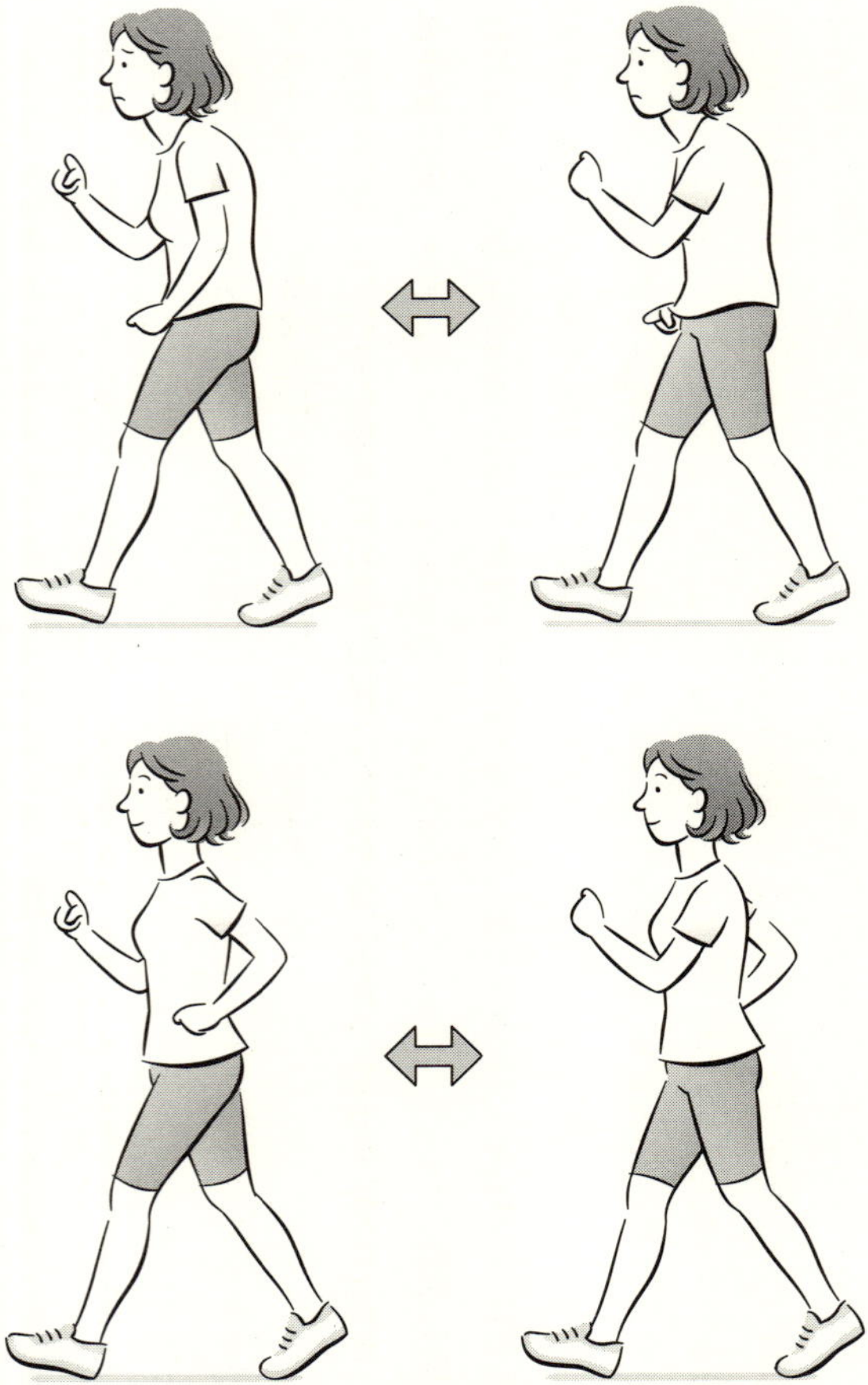

図4　手を前に出せば出すほど身体は前のめりになり、猫背になってしまう（上）
腕を後ろに引き、同時に同じ側の足を前に出すことで、蹴りが強くなって足が上がるようになり、ふくらはぎのポンプ作用が活発になる（下）

動かさずに足だけで歩いています。これでは足も上がりませんし、肩甲骨も動きません。ところが腕を後ろに引くことを意識すると、歩き方が変わります。**蹴りが強くなって足が上がるようになり、ふくらはぎのポンプ作用が活発になります。肩甲骨も大きく動いて褐色脂肪細胞が働き、血流がよくなります。**日常的な基本動作である「歩く」ことを意識するだけで、身体が変わっていくのです。

45　正座・横座り・足を組む・体育座りをやめる

正座は痺れ、横座りは骨盤の歪みが問題

お葬式で、焼香の順番が回ってきたので立とうとしたら、足が痺れて動けなかった……、といった経験のある方も多いのではないでしょうか。近頃は葬儀場も椅子席になりましたから、こんなことはないかもしれませんが、正座に足の痺れはつきものです。

正座は、椅子を用いない座り方としては、もっとも腰に負担のかからない座り方だとされています。確かに、腰を伸ばして正座をすれば、腰は楽です。ただ、足が痺れるのは血管が

圧迫されて血流が悪くなるからですし、膝をU字型に折り曲げるため、膝関節に大きな負担がかかります。さらに正座は、日本人に多いO脚の原因とも言われていますから、必要な場合以外は、あまりしない方がいいでしょう。

では、横座りなら足が痺れないからいいかというと、決してそうではありません。横座りをすると、骨盤がねじれて歪みます（図5上）。骨盤は背骨の土台ですから、**骨盤が歪むと背骨が歪み、背骨から出ている神経が圧迫されて、さまざまな症状が出ます**。これが大きな問題で、横座りを日常的にしていると、頭痛、肩凝り、腰痛、手足の痺れ、さらには生理痛や便秘、頻尿なども起こってきます。

また、椅子に腰掛ける際にも、足を組むのはよくありません。足を組むと、横座りと同様に骨盤がねじれて歪みが生じます（図5下）。日常的に足を組んでいれば、やはりさまざまな症状が出てきます。

横座りをしたり足を組んだりしたときに、どちらか片側はしやすいけれど、反対側はしにくいという人は、すでに骨盤が歪んでいます。横座りしたり足を組んだりするのはやめて、正しい姿勢を身につけましょう。

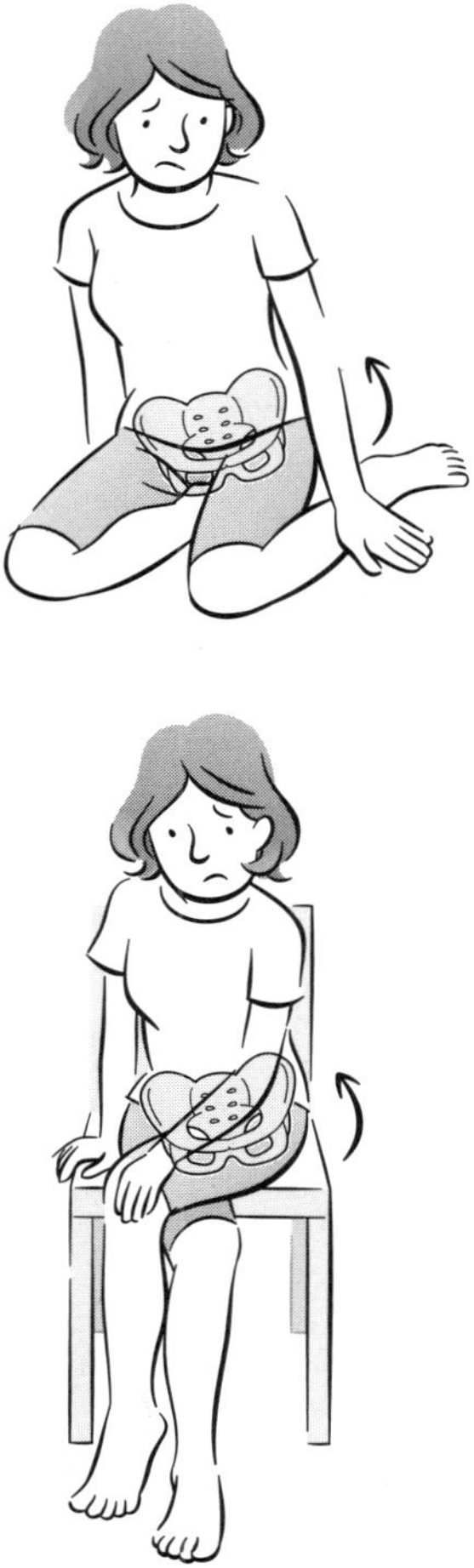

図5　横座りをすると骨盤がねじれて歪む（上）
椅子に腰かけて足を組むのも、同様に骨盤の歪みをもたらす（下）

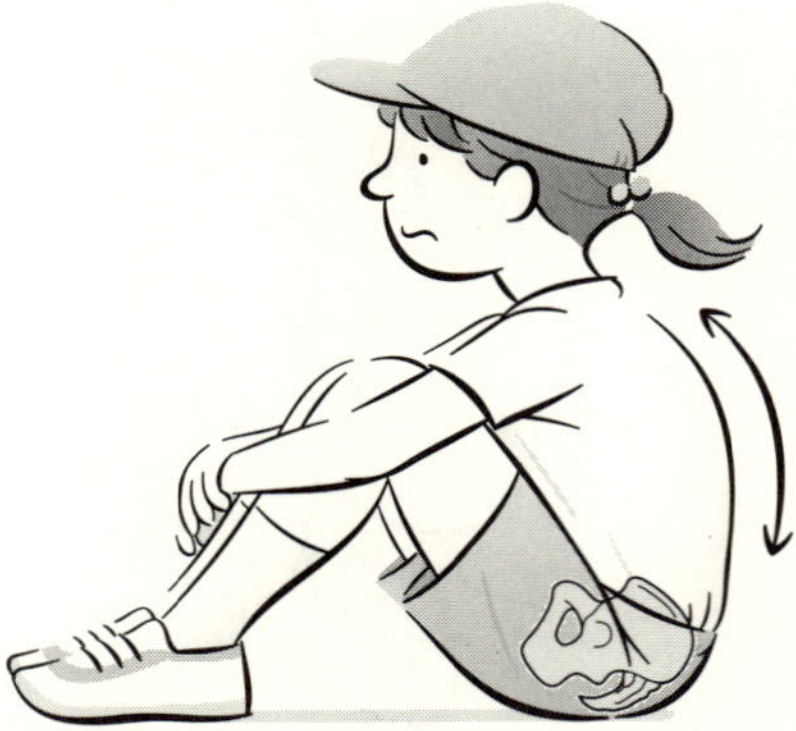

図6　長時間、体育座りを続けることで、腰に負担がかかり、猫背になる。これによって呼吸が浅くなり、血流も悪くなる

体育座りをするのは日本だけ

ところであなたは、〝体育座り〟をするのは日本だけだとご存知でしょうか。体育の授業や運動会のときはもちろん、行事があって集合するときも、学校の基本は体育座りです。

漠然と、「学校でやるのだから、別に悪いこともないだろう」と思っている人が多いと思いますが、お尻を下ろして膝を立てるあの姿勢は、**腰に大きな負担がかかります**。しかも、背筋を伸ばそうとすれば後ろに倒れてしまいますから、子どもたちは**背中を丸め、両手で膝を抱えています**（図6）。

行事の間中、体育座りを続けることで腰に負担がかかり、猫背になって呼吸が浅くなり、血流が悪くなります。育ち盛りの子どもたちに、身体に悪いことをさせてしまっているのです。

吸ってから吐く深呼吸といい、手を前に出して歩く行進といい、体育座りといい、日本の体育にはおかしなところが多々あります。私としては、小さいときから正しい姿勢や歩き方をきちんと教える「**歩育《ほいく》**」を学校でしてくれたらいいのに、と思っています。「体育の前にまず歩育を！」といったところでしょうか。

大人になると、自分が体育座りをすることはあまりないかもしれませんが、体育座りはやめましょう。そして、子どもたちにも体育座りをさせないようにしましょう。

46　サポーターをやめる

筋肉も甘やかすとサボる！

年齢を重ねると、腰や膝などの関節に痛みを感じる人が多くなります。なかには関節リウマチなどの病気が原因の人もいますが、多くの場合、骨と骨との間にある軟骨がすり減ってしまうのが原因です。軟骨がすり減ってクッションの役目を果たさなくなるために、関節にかかる負担が大きくなり、神経を刺激したり炎症を起こしたりして、痛みが生じるのです。すると、すり減った軟骨を増やすためにサプリメントを飲んだり、コルセットやサポーターで関節を支えたりして、みなさん痛みに対処しようとします。あるいは、まだ痛みが出ていなくても、予防しようとします。

けれども先に述べた通り、サプリメントは酵素を無駄遣いして代謝を悪くしてしまいます。だいいち、**グルコサミンやコンドロイチンを飲んでも、消化・吸収されるわけですから、そのままの形で、しかも膝関節なら膝関節にピンポイントで届くわけではありません。**効果があるとしたら、プラセボ効果でしょう。

また、コルセットやサポーターを日常的に使うことも、よくありません。「人の身体は怠け者で、外から与えられるものは自分では作らない」と先にお話ししましたが、筋肉も例外ではありません。コルセットやサポーターが関節にかかる負荷を引き受けていると、「外から支えてくれるなら、自分で支えなくてもいいんだ」と、**筋肉が怠けてしまう**のです。

関節軟骨がすり減って痛みが出るのは、「年のせいだから仕方がない」と思っていませんか？　病院でもそう言われますし、サプリメントの広告にも「加齢とともに減る軟骨成分を補う」などと書かれています。けれども、関節を支える筋肉がしっかりしていれば、関節にかかる負担を減らすことができます。高齢になると関節の痛みを訴える人が増えるのは、運動量が減り、食が細くなってたんぱく質も不足し、筋肉が退化してしまうことが大きな要因でしょう。

したがって、**関節の痛みには筋肉をつけることが重要で、筋肉を衰えさせてしまうコルセットやサポーターはよくありません。**関節に不安を感じている人は、コルセットやサポーターをやめて、適度な運動をすることが大事です。いきなり関節に大きな負荷がかかるような運動をしてはいけませんが、軽い運動を続けることで、徐々に筋肉がついてきます。

もちろん、痛みがひどいときにはコルセットやサポーターで関節にかかる負荷を減らすことも必要です。けれども、日常的に用いていると筋肉がますます退化してしまい、そのうちにコルセットやサポーターがないと、身体を支えられなくなってしまいます。

47　あきらめることをやめる

筋肉は老化しない。100歳からでも鍛えられる

「運動をして筋肉をつけることが大事」と言うと、「年を取ったら、筋肉をつけるなんて無理でしょう」と言い返されることがあります。あなたは、どう思いますか?

私は、いくつになっても筋肉はつけられると思います。それを確信させてくれたのが、きんさんぎんさんでした。あなたは、100歳の双子姉妹として大人気だった、きんさんぎんさんのことを覚えていますか? 杖をついてではありますが、2人とも自分の力で歩いていましたよね。「100歳になっても、あんな風に活動できるんだ!」と、目を見張った方も多いと思います。

ところが実は、きんさんはCMに出た当初、歩けなかったのだそうです。お孫さんにおぶってもらわなければ移動できなかったのですが、妹のぎんさんが歩いているのを見て、一念発起。「ぎんが歩けるのに、私が歩けないことがあるか!」というわけです。そして、うつぶせに寝て足首を持ち上げるという、筋力トレーニングを始めました。

こうしてふくらはぎの筋肉を鍛えたきんさんが、杖をつけば歩けるようになったのは、みなさんご存知の通りです。

つまり、筋肉はいくつになっても鍛えられるということ。これが目なら、いくら気をつけていても老眼になりますし、老眼を元に戻すことはできません。目は〝老化〟するのです。ところが、筋肉は鍛えれば戻ります。戻るならば、それは老化ではなく〝退化〟です。栄養不足や運動不足が重なって退化しても、栄養を摂り運動をすれば蘇る。私たちの努力に、確実に誠実に応えてくれる。筋肉って素晴らしいと思いませんか？

あきらめなければ、顔も若返る

鍛えれば蘇るのは、脚や腰の筋肉に限りません。顔にもまたたくさんの筋肉があり、鍛えて蘇らすことができます。

女性はよくご存知だと思いますが、たとえばエステティシャンにマッサージをしてもらうと、小顔になります。溜まっていたリンパ液を流すことで、垂れていた頰の肉がリフトアップして、顔が小さくなるのです。でも、悲しいことにその効果は長続きしません。毎日エステティシャンに施術してもらえる人ならともかく、マッサージは根本的な解決にはならないのです。

ところが表情筋を鍛えれば、垂れていた頬がリフトアップし、深くなったほうれい線も浅くなります。マッサージと違ってすぐに効果は出ませんが、一旦筋肉がつけばその効果は持続します。では、どうすれば頬の筋肉を鍛えられるのでしょうか？

第５章に登場する「好き好きエクササイズ」も効果的ですが、ここでは「**スマイルエクササイズ**」をご紹介しましょう。やり方はごく簡単です。「ラッキー」「ハッピー」と、声に出して繰り返し言うだけ。口を大きく動かし、「キー」「ピー」のところでは口角を思い切り上げるのがポイントです。ついでに目尻も緩めてニコッとすれば、気分も明るくなります。時間的には１分程度、筋肉が疲れてきたと感じるまでやればいいでしょう。

小顔になりたいという願いにも、もう一度歩きたいという願いにも、筋肉は誠実に応えてくれます。筋肉は老化しませんから、あきらめるのをやめて、日々コツコツと〝貯筋〟しましょう。

第5章　心編

心と身体は、互いに密接に影響し合っています。たとえば、うつ病は心の問題だと思われがちですが、睡眠障害や疲労・倦怠感、食欲不振、めまい、耳鳴り、味覚障害、下痢や便秘など、さまざまな身体の不調として現れることがあります。**心は心の中だけに留まらず、身体にも多大な影響を及ぼすのです。**

ここでは心の状態に焦点を合わせて、鬱屈してしまいがちな気分や、激してしまいがちな感情をコントロールする方法を見ていきます。心を穏やかに保ち、ひいては身体をよい状態に保つために、「**ネガティブな心をやめる**」ことを考えます。

48　怒った顔をやめる

作り笑いでも、笑えば免疫力が上がる

「笑うと免疫力が上がる」と言うと、「そうですよね」という人と、「本当ですか?」という人に分かれます。あなたはどちらでしょうか。

笑いが人体に及ぼす影響については、欧米で先に研究が始まりましたが、日本でももう20年以上にわたって研究されています。たとえば、漫才や落語を聞かせたり、お笑いのビデオを見せたりすると、「免疫細胞の一種であるＮＫ細胞が活性化する」という研究はいくつもありますし、関節リウマチやアトピー性皮膚炎の症状が緩和されたり、血糖値の上昇が抑えられたりするという研究もあります。

ではなぜ、笑うと免疫力が上がるのでしょうか？

ごく簡単に言うと、まず、おもしろいことや楽しいこと、嬉しいことがあると、自律神経の中枢である脳の視床下部に興奮が伝わり、セロトニンが放出されます。セロトニンは血液やリンパ液に乗って身体中に運ばれ、ＮＫ細胞を刺激します。すると、ＮＫ細胞が活性化して、異物を排除する働きが高まるため、免疫力が高まるのです。ＮＫ細胞はまた、体内で毎日何千個も生まれるがん細胞を退治するとも言われていますから、笑うとがんになりにくい、あるいはがんが治りやすいとも考えられます。

一方、視床下部から放出されたセロトニンは、私たちの表情筋にも作用を及ぼします。セロトニンが出ると、自然に目尻が下がって口角が上がるのです。そのため、嬉しいことがあってセロトニンが出ていると、笑ってはいけない場面でも笑顔になってしまい、周囲のひんしゅくを買うといったことも起こります。

このセロトニンと笑顔の関係は逆もまた真なりで、口角を上げるとセロトニンが出ることがわかっています。私たちの脳はだまされやすくできていて、本当に楽しいことや嬉しいことがなくても、**意識的に口角を上げて笑顔を作るだけで、セロトニンの放出が活発になるのです。**

ということは、**作り笑いでも免疫力が上がる**ということで、これを利用しない手はありません。そこで私は、セミナーや講演会のときには、みなさんに1分間「**好き好きエクササイズ**」をしてもらうことにしています。方法はとても簡単で、声に出して「好き、好き」と繰り返すだけ。「す」で思い切り口をすぼめ、「き」で思い切り口角を上げるのがポイントです。口角を上げることでセロトニンが放出されますし、第4章でご紹介した「スマイルエクササイズ」と同様、口の周りにある口輪筋が鍛えられて、頬のリフトアップ効果もあります。また、唾液も活発に出ますから、唾液に含まれる消化酵素もよく働いて、代謝も上がります。

このエクササイズをご紹介すると、「1日何回ぐらいやればいいですか?」と聞かれることがありますが、何回でもかまいません。**薬と違って副作用も依存性もありませんから、好きなだけやってかまわないのです。**

怒ったときは、口角を上げる

怒りが湧いて、「バカヤロー！」と怒鳴りたくなったとき、あなたならどうしますか？私は、無理にでも口角を上げることにしています。端から見たら気味の悪い笑い顔かもしれませんが、それでもいいのです。

強い怒りは、なかなかコントロールできません。寛容の心で何事も許すとか、いつも明るく振る舞うというのは理想ですが、そう簡単にできることではないでしょう。けれども、口角を上げるだけなら、比較的簡単にできます。**怒るのはやめられなくても、怒った顔をやめることは、少しの努力でできるのです。**

不思議なことに、口角を上げるとそれだけで、怒りの激しさが弱まります。ものすごい勢いでやってきた怒りが、ふわっと速度を緩めるのです。これも、口角を上げたことでセロトニンが放出されたからだと思いますが、みなさんも是非やってみてください。

うれしくなくても、楽しくなくても、口角を上げるクセをつける。これが幸せホルモンのセロトニンを出すコツです。

いざというとき口角を上げるには、日頃のトレーニングが大事です。「好き好きエクササイズ」や「スマイルエクササイズ」ももちろん役に立ちますが、私はそのほかにもまだやっていることがあります。玄関に鏡をかけておいて、出かける前にそれを見て笑うのです。

これも、端から見たらちょっと気持ち悪いかもしれません。けれども、笑ってから出かけることで、1日を気分よく過ごすことができます。みなさんも、口角を上げて1日を過ごしてみませんか？

49 人の悪口をやめる

言葉には「言霊」があるから、イヤな言葉は言わない

ところで、なぜ私がエクササイズに「好き」とか「ラッキー」「ハッピー」という言葉を使うかというと、言葉には「言霊」があると思っているからです。別の言い方をすると、「脳は主語を認識しない」とされているからです。つまり、**イヤな言葉を口にしていると、脳はそれが自分のことだと認識してしまうのです。**

口角を上げるのは「い」という母音ですから、「い」が入っていればいいなら、「好き好きエクササイズ」でなく、「キライ」という言葉を繰り返してもかまわないわけです。しかし、「キライ、キライ」と繰り返していると、何だかイヤな気分になりませんか？　実際にやってごらんになると、よくわかると思います。別段何かがキライと思っていたわけでもないのに、本当に何かをすごくキライになったような、不快な気分になってきます。

人間の脳には、進化の早い段階でできた「古い脳」と、後になってからできた「新しい脳」があり、感情は古い脳が司っているとされています。大脳新皮質と呼ばれる新しい脳は、人間固有の高度な脳機能を司っているため、他者と自己を区別することができ、当然ながら主語も認識できます。ところが大脳辺縁系などの古い脳は、周囲から入ってくる情報をすべて鵜呑みにしてしまい、それが自分のことなのか他者のことなのか区別がつかないらしいのです。

これはエクササイズのときだけでなく、日常会話でも同様です。「なんてイヤなヤツなんだ」とか、「あいつはバカだよ」などと悪口を言っていると、古い脳は自分と他者の区別がつかないため、その感情が自分に向かってしまいます。その結果、悪口を言うと自分の気持ちが沈んでしまったり、自己嫌悪に陥ってしまったりするのです。

また、悪口ではないのですが、相手を心配する言葉も、言い過ぎるのはよくないと思います。「今日もお疲れのようですね。大丈夫ですか？」とか、「顔色が悪いですよ。休んだ方がいいんじゃありませんか？」などと言われると、言われた方としてはありがたいと思う反面、何だか気分が落ち込んできます。具合が悪いわけでもないのに、具合が悪いような気になってしまうのです。それは言った本人も同様で、心配な気持ちが自分に向かってしまいます。**無神経なのはよくありませんが、心配し過ぎもよくないのです。**

褒めれば、キライな相手との関係もよくなる

私は、たとえキライな相手でも、褒めることが大事だと思っています。褒め言葉は「おきれいですね」でも、「お元気ですね」でも、何でもかまいません。「あんなイヤな人のことを、なんで褒めなきゃいけないのよ」などと思わずに、「今日もステキですね」と言えば、その言葉は自分に返ってきます。**相手を褒めるふりをして、自分の脳を喜ばせてやろうと思えばいいのです。**

こう言うと、「思ってもいないことを言うなんて……」と、躊躇する人もいるでしょう。

けれども相手を褒めていると、脳はその気になってきます。褒め言葉は自分に返ってくるだけでなく、相手に対する感情にも影響しますから、だんだんその人がイヤでなくなります。それに相手も、褒められれば悪い気はしません。

人間には以心伝心ということがありますから、こちらがキライだと思っていると、それが相手にも伝わります。つまり、相手もこちらをキライだということ。ところが、会うたびに褒められれば、「何だかイヤな人だと思っていたけれど、案外いい人ね」となって、関係がよくなるのです。

もう一つ私が心がけているのは、**「ありがとう」を1日10回以上言うことです**。10回という回数が大事なわけではなく、「ありがとう」と言うこと自体を意識するためです。

買物をしてお釣りを受け取ったら「ありがとう」。レストランでお水を出されたら「ありがとう」。エレベーターで場所を空けてもらったら「ありがとう」。子どもが何か手伝ってくれたら「ありがとう」。寝る前には自分にも「ありがとう」。そんな風に言っているうちに、感謝の気持ちが満ちてきて、心が穏やかに、前向きになっていきます。

50　急ぐことをやめる

「ゆっくり」を意識することで緊張が解ける

現代人は、いつも何かに追われています。通勤時間に追われ、仕事に追われ、家事に追われ、約束に追われ、いつも緊張して急いでいます。あなたは、どうでしょうか。いつも何かに追われているような気がしていませんか？

緊張して急いでいるとき、私たちは目の前の事態に素早く対処しなければならないため、息を詰めて身構えています。いわば動物が獲物を追いかけるときと同じで、交感神経が優位になった状態です。

現代に生きている以上、急がなければならないときがあるのは、仕方がありません。ただ、**いつも交感神経優位の緊張状態でいると、呼吸が浅くなり、血流が悪くなって、身体が低体温、低酸素になってしまいます。低体温、低酸素状態になると、がん細胞が生まれやすくなるなど、さまざまな問題があるのはこれまでに述べた通りです。**

また、急ぐがゆえに、病気も手っ取り早く薬で治そうとし、浴槽につからずシャワーで済ませ、早食いをし、レトルト食品やファーストフードを食べ、自転車や自動車を使う、といったことも起こります。**急ぐ気持ちがせわしない生活習慣を生み、自然治癒力の低下を招いてしまうのです。**

さらに、いつも急いでいると、脳がその状態から抜け出せなくなってきます。アドレナリンが出っ放しになり、交感神経優位の状態が戻らなくなるのです。こうなると、だんだんセロトニンが出なくなって、ひどい場合にはうつ状態に陥ってしまいます。

このような状態に陥らないためには、急がなくてもいいときは急がないことが大事です。とは言え、いつも何かに追われていると、〝急がなくてもいいとき〟を見つけるのが難しいと思います。では、どうすればいいのでしょうか？

「**ゆっくりする**」という意識を持つことです。いざというときは走ってもかまいませんが、それ以外のときは、意識的にゆっくり歩く。食事も意識してゆっくり食べる。ゆっくり呼吸する、ゆっくりお風呂に入る。「ゆっくり」を意識することで、徐々に急ぐ必要のないときを見つけられるようになります。そして、ゆっくりできる時間が増えれば、自律神経のバランスもとれてきて、さらにゆっくりできるようになります。

51　頑張ることをやめる

頑張ることより、楽しむことを大事にする

以前、ある男性に「妻が毎朝青汁を作ってくれるので飲んでいますが、これって健康にいいでしょうか？」と聞かれたことがあります。「おいしいですか？」と尋ねると、「まずいんです」とのこと。これって、健康にいいでしょうか？　あなたは、どう思いますか。

私は、おいしいとか、楽しいとか、ワクワクするというのであれば、それを続ければいいと思います。おいしいとか、楽しいとか、ワクワクすることは、それだけで免疫力を上げてくれるからです。けれども、まずいとか、つらいとか、イヤだとか思うことを、続ける必要はないと思います。かえって免疫力が下がってしまうかもしれないからです。

要するに、「つらいけど健康のために頑張る」とか、「頑張らなきゃいけないから頑張る」というのは、おかしなことだと思うのです。なぜならば、健康も頑張りも、それが目的ではないからです。健康になりたいのは、自分がしたい何かをするためのはずですし、頑張るのは、自分が実現したい何かを実現するためのはずです。**健康も頑張りも、手段にすぎないのです。**

ところが健康や頑張りは、**続けているうちに、それ自体が目的になってしまうことがあります**。こうなると、大変です。どこまで行ってもきりがありませんし、それを失ったときにガックリきて、生きる意欲を失ってしまうことさえあるからです。

健康であることが目的で、そのために生きていると、歩けなくなったりしたとき、それだけで生きる意欲を失くしてしまいます。けれども、歩けなくてもできることはたくさんあります。頑張ることを目的に、頑張れる自分を誇りにして生きていると、頑張れなくなったときに、自分はダメだと思ってしまいます。けれども、頑張らなくてもできることはいっぱいあります。むしろ、頑張らずにのんびりやった方が、人生はうまくいくくらいです。

だからこそ、**頑張るのではなく、楽しむことを大事にした方がいいと、私は思います**。健康のために頑張るのではなく、健康を楽しむ。仕事を頑張るのではなく、仕事を楽しむ。日々の暮らしを頑張るのではなく、日々の暮らしを楽しむ。その方がずっといいとは思いませんか？　それに、**楽しんでやるからこそ、心も身体も活性化して、自然治癒力も高まります**。結局は、楽しむことが健康のためでもあるのです。

おわりに

本書では、51項目にわたって「やめる」健康法をご紹介してきました。お読みになって、いかがだったでしょうか。「これならやめられる」というものも、「これは無理だな」というものもあったと思います。

本を出すとき私がいつも思うのは、「これを読んで実行してくれる人が、どれだけいるだろうか？」ということです。「ああ、なるほど」で終わってしまっては、本を出す意味がありません。「へえ、そうなんだ。やめてみよう」と、行動に移してもらえてこそ、意味があります。

そこで、ご提案です。「今日は何をやめようか」と考えて、１日に一つ何かをやめてみませんか？

たとえば、「今日はいいお天気だから、1駅だけ電車に乗るのをやめてみよう」と決めて、1駅歩いてみる。すると、しゃれたお店があったり、きれいな景色があったりと、思わぬ楽しみが見つかることがあります。

あるいは、「お昼ご飯を早食いするのをやめよう」と決めて、一口30回噛んでみる。すると、「ご飯って、こんなにおいしかったんだ」と気づいたり、おかわりをしなくてもおなかがいっぱいになることがわかったりします。

もしもカゼをひいてしまったら、「いつもなら薬を飲むけれど、カゼ薬をやめよう」と決めて、早めに帰って寝る。すると、翌朝には思いのほか気分がスッキリしていたりします。

こんな風にして、何かをやめてみる。そして、それが自分に合っていたら、またやめてみる。続けて同じことをやめてもいいですし、「やめると、いいことがありそうだ」と思うことを日替わりでやめてもいいのです。

いずれにしても、今までにない感覚を味わえれば、やめるのが楽しくなります。そして徐々に、自分の身体の声に耳を傾けられるようになってきます。医師や薬剤師に頼らなくても、自分がどうすればいいか、わかるようになるのです。

ただし健康法は、「これだけはやらなくちゃ」とか、「毎日続けなくちゃ」と思うと、かえって続きません。「今日は何もやめなくてもいいや」とか、「やめていたことを、またやっちゃった」という日があっても、大丈夫。どうってことはありません。

気軽に楽しく、ワクワクしながら、あなたにも「やめる」健康法にチャレンジしていただきたいと思います。

何かを「やめる」ことで、薬に頼らず楽しく暮らして下さることを願いながら、ペンを擱《お》きます。

構成　佐々木とく子
本文イラスト　飯箸薫

宇多川久美子（うだがわくみこ）

1959年千葉県生まれ。明治薬科大学卒業。一般社団法人国際感食協会理事、(有)ユアケー代表取締役、薬剤師・栄養学博士（米AHCN大学)、NPO法人統合医学健康増進会理事。医療の現場に身を置きながら、薬漬けの治療法に疑問を感じ、「薬を使わない薬剤師」をめざす。現在は自らの経験と栄養学・食事療法などの豊富な知識を活かし、感じて食べる「感食」・楽しく歩く「ハッピーウォーク」を中心に、薬に頼らない健康法を多くの人々に伝えている。主な著書に『薬剤師の私が実践する 薬に頼らず健康に暮らす27の習慣』(中経出版)、『薬剤師は薬を飲まない』(廣済堂新書)、『薬が病気をつくる』(あさ出版）がある。

薬《くすり》を使《つか》わない薬剤師《やくざいし》の「やめる」健康法《けんこうほう》

2015年8月20日初版1刷発行

著　者 —— 宇多川久美子
発行者 —— 駒井　稔
装　幀 —— アラン・チャン
印刷所 —— 萩原印刷
製本所 —— 榎本製本
発行所 —— 株式会社光文社
東京都文京区音羽1-16-6(〒112-8011)
http://www.kobunsha.com/
電　話 —— 編集部03(5395)8289 書籍販売部03(5395)8116
業務部03(5395)8125
メール —— sinsyo@kobunsha.com

 ISBN 978-4-334-03872-4

光文社新書

768
教養は「事典」で磨け
ネットではできない「知の技法」
成毛眞

辞書・辞典・事典・図鑑。これらは子どもの調べもののためではなく、大人が読んでこそ面白い「本」である。おすすめの作品を紹介しつつ、他の本にはない知的活用法を教える。

978-4-334-03871-7

769
薬を使わない薬剤師の
「やめる」健康法
宇多川久美子

健康のために何かを「する」ことで、不健康になるのはなぜ？ 「足し算」ではなく「引き算」が、健康と幸せを引き寄せる！ 運動、食事、日常の小さな習慣で自然治癒力を高める方法。

978-4-334-03872-4

770
はじめての不倫学
「社会問題」として考える
坂爪真吾

「不倫」を「個人の問題」ではなく、「社会の問題」として捉えなおすことによって、「不倫」の予防と回避のための智恵と手段を伝授する。本邦初の実践的不倫学！

978-4-334-03873-1

771
メカニックデザイナーの仕事論
ヤッターマン、ガンダムを描いた職人
大河原邦男

「私が心掛けているのは、たとえアニメの世界であったとしても『嘘のないデザイン』をすることです」――日本初のメカニックデザイナーが語る、デザイン論、職人論、営業論。

978-4-334-03874-8

772
昆虫はもっとすごい
丸山宗利
養老孟司
中瀬悠太

アリの巣に居候しタダ飯を食うハネカクシ、交尾だけに生きるネジレバネ、全く意味の分からない形をしたツノゼミ……。虫たちの面白き生態を最強の〃虫屋〃トリオが語りつくす!!

978-4-334-03875-5